핵심 신장학

조종태 지음

단국대학교출판부

머리말

의과대학 학생, 내과 전공의와 타과 의사들이 어려워하는 분야 중 하나가 바로 신장학이다. 이러한 이유로 신장학에 대한 참고 서적의 필요성이 대두되고 있다. 그러나 외국 저자들이 영어로 저술하여 미국 및 영국 등에서 발행된 신장학 교과서는 많이 있지만 국내에서 우리말로 기술된 신장학 교과서는 많지 않은 실정이다. 그나마 그 내용이 방대하고 전문적이어서 신장학을 전공하지 않는 학생, 전공의 및 개업의 등이 쉽게 이해하기 어려울 뿐만 아니라 일독하여 신장학에 대한 전반적인 개념을 파악하는 것 또한 쉽지 않다.

이 책은 의과대학 학생, 전공의 및 개업의들이 신장학에 대한 전반적인 개념을 쉽고 빠르게 파악하고, 의과대학 학생 및 내과 전공의들이 시험에 효과적으로 대비하고, 일선 진료 현장에서 유용하게 활용할 수 있도록 하기 위해 준비하였다. 전체적인 내용은 신장질환에 접근법, 수분 및 전해질 장애, 산-염기 장애, 신장 손상에 대한 적응 기전, 급성신부전, 만성신부전, 투석, 신장 이식, 사구체 질환, 세뇨관 질환, 세뇨관 간실성 질환, 신혈관 손상, 요로감염, 신장결석 및 요로폐쇄 등 총 15개 장으로 구성하였다. 임상에서 흔히 접하는 질환이나 문제를 다루었으며, 가능한 한 신장학의 핵심 사항만을 기술하기 위하여 노력하였다.

저자는 다년간의 진료 경험을 바탕으로 학생 및 전공의 교육 자료를 활용하여 이 책을 저술하였으며, Harrison's Principles of Internal Medicine(16th edition)을 참조하였다. 참고로 신생검 병리 사진은 그 동안 경험한 증례로부터 얻은 자료이다. 책이 나올 수 있도록 도움을 준 단국의대 병리학교실 고재향 교수님께 감사의 말씀을 드린다.

본 책자의 부족한 점은 앞으로 개선해 나갈 것을 약속드리면서, 아무쪼록 의과대학 학생, 전공의 및 개업의들을 위한 신장학 입문서, 수험서 및 지침서로서 조금이나마 도움이 되기를 바라는 마음이다.

2007년 8월

단국대학교 의과대학 내과학교실

조 종 태

핵심 신장학

1 신장 질환에 접근법 / 13

2 수분 및 전해질 장애 / 37

Ⅰ. 나트륨과 수분 / 37

Ⅱ. 칼　륨 / 49

3 산-염기 장애 / 57

4 신장 손상에 대한 적응 기전 / 69

5 급성신부전 / 77

6 만성신부전 / 95

7 투 석 / 113

8 신장 이식 / 127

9 사구체 질환 / 137

Ⅰ. 5가지 주요 사구체병증 / 149

Ⅱ. 특정 임상 상황과 관련된 사구체 질환 / 181

10 세뇨관 질환 / 187

11 세뇨관간질성 질환 / 205

12 신혈관 손상 / 213

13 요로감염 / 221

14 신장결석 / 235

15 요로폐쇄 / 253

1 신장 질환에 접근법

신장 질환은 신손상의 병태생리에 따라 다양한 증상, 진찰 소견 및 검사 소견을 보인다. 신장학의 10가지 주요 증후군(표 1-1)은 다음과 같은 대표적인 임상 소견들의 일부로 구성되어 있다; (1) 요량의 변화(핍뇨, 무뇨, 다뇨), (2) 부종 및 고혈압, (3) 통증 및 발열, (4) 단백뇨, (5) 요 침사물의 변화(혈뇨, 농뇨, 원주, 결정), (6) 사구체 여과율의 감소(고질소혈증), (7) 수분, 전해질 및 산염기 불균형 등이다. 따라서 이와 같은 임상소견들을 숙지하고 적절히 조합하면 신장학의 10가지 주요 증후군을 쉽게 진단할 수 있고, 그 결과 감별해야 할 질환이 압축되어 향후 진단 및 치료 방침을 쉽게 수립할 수 있다.

표 1-1 신장학에서 10가지 주요 증후군의 임상 소견

증후군	진단에 중요한 단서	흔한 소견
급성신부전 (ARF)	사구체여과율의 급격한 감소, 핍뇨, 무뇨	부종, 고혈압
급성신장염 (AN)	혈뇨, 적혈구원주, 핍뇨, 부종, 고혈압, 고질소혈증	단백뇨
만성신부전 (CRF)	3개월 이상 고질소혈증, 양측 신장크기 감소, 신성골이영양증, 지속적인 요독증, 광원주(broad cast)	야뇨, 부종, 고혈압
신증후군 (NS)	단백뇨>3.5g/1.73㎡/24시간, 저알부민혈증, 고지혈증	부종
무증상 요이상 (AU)	단백뇨, 혈뇨, 무균농뇨	
요로감염 (UTI)	세균뇨>10^5 colonies/mL, 농뇨, 빈뇨, 절박뇨(urgency)	발열
신세뇨관 결함 (RTD)	전해질 불균형, 신세뇨관 운반결함	세뇨관 단백뇨
고혈압 (HT)	수축기 및 이완기 고혈압	단백뇨, 혈뇨, 고질소혈증
신석증 (NL)	요로결석 과거력, 신산통	혈뇨, 빈뇨, 절박뇨
요로폐쇄 (UTO)	요축적(urinary retention), 방광팽만, 전립선비대, 거대신장	배뇨곤란

1. 요량의 변화(핍뇨 · 무뇨 · 다뇨)

요량의 변화를 하루 배설할 삼투질 부하와 요 삼투질 농도의 측면으로 생각하면 다음과 같다. 하루 배설할 삼투질 부하는 대략 600-800

mosmol이다. 요 삼투질 농도는 정상 신기능의 경우 40-1200 mosmol/kg이지만 만성신부전에서는 250-350 mosmol/kg로 범위가 좁다. 따라서 정상 신기능의 경우에 하루 요량은 수분 섭취량에 따라 0.5-20 L이지만 만성신부전에서는 1.7-3.2 L로 범위가 좁다. 그러나 만성신부전 환자의 경우 염분과 수분 섭취를 제한하는 때가 많고, 혈류량의 저하 등 여러 요인에 의해 요량이 정상보다 적을 때가 많다. 또한 말기 신부전 상태로 투석 치료를 받으면서 잔여 신기능이 거의 없어지게 되는 경우에 소변량도 점차 소실된다.

급성신부전 환자의 요량은 무뇨(<100 mL/일), 핍뇨(<500 mL/일), 비핍뇨(≥500 mL/일) 등으로 다양하다. 무뇨의 경우에는 신피질 괴사, 혈류폐쇄, 요로폐쇄를 감별할 필요가 있고, 요량의 변동이 심한 경우에는 부분 요로폐쇄의 가능성을 생각해 볼 수 있다. 일반적으로 비핍뇨의 경우가 핍뇨의 경우보다 수분, 전해질 및 산염기 불균형이 덜 심하고, 정상 신기능으로의 회복이 더 빠르다. 한편 급성신부전 회복기의 요량은 다뇨인 경우가 많다.

1) 핍뇨나 무뇨의 임상적 접근 방법은 고질소혈증의 경우와 같으므로 아래 고질소혈증의 임상적 접근 방법을 참조한다.

2) 다뇨의 임상적 접근 방법

다뇨란 비정상적으로 많은 양의 소변을 말한다. 정상적으로 하루에 배설해야 할 총 용질은 약 600-800 mosmol이고 평균 요삼투압은 약 300-500 mosmol/kg 정도되므로 하루 소변량은 평균 1.2-2.6리터 정도이다. 따라서 대략 하루 소변량이 3리터

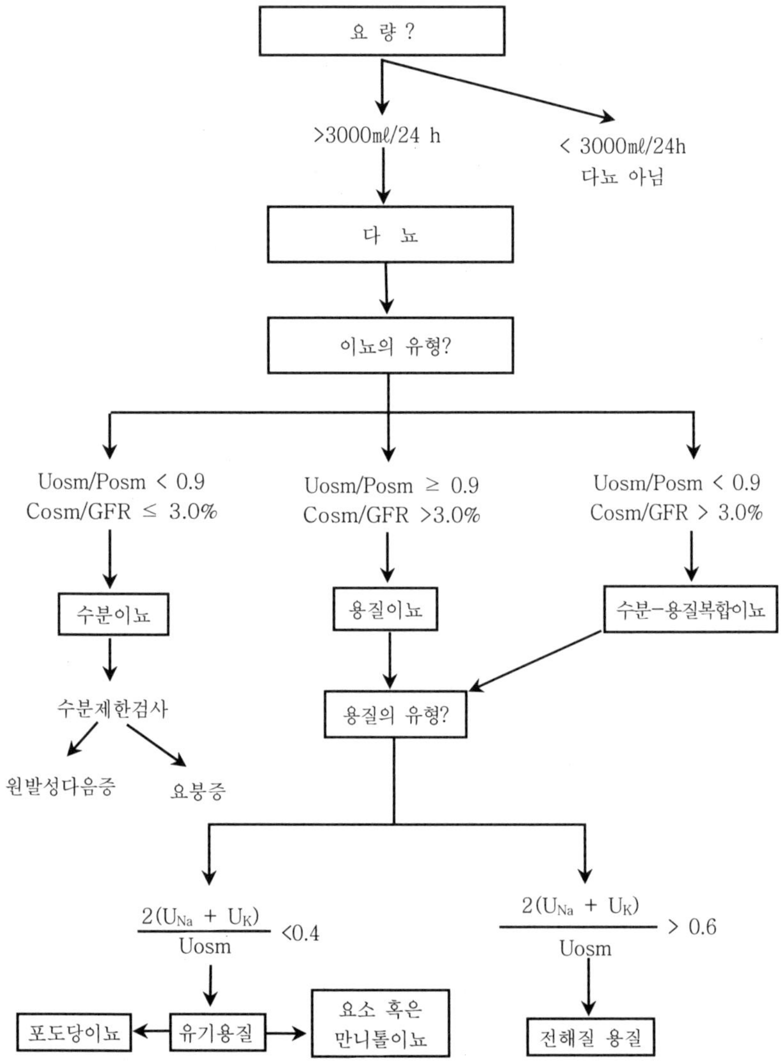

그림 1-1 다뇨의 임상적 접근 방법

이상일 경우 통상적으로 다뇨라 정의한다. 가령 신장농축기전의 장애가 발생하여 요삼투압이 200mosm/kg 정도밖에 안되면 하루 소변량이 대략 3-4리터로 다뇨라고 할 수 있다.

이뇨(diuresis)는 임상 및 생리학적 관점으로 분류할 때 수분이뇨(water diuresis), 용질이뇨(solute diuresis), 수분-용질복합이뇨(mixed water-solute diuresis)로 구분할 수 있다(그림 1-1).

① 수분이뇨

수분이뇨는 과도한 수분 섭취나 항이뇨호르몬 결핍(중추성 요붕증) 혹은 항이뇨호르몬에 신장의 반응 저하(신성 요붕증)에 의해 발생한다. 소변은 저장성(hypotonic)이고 용질 배설량의 증가는 없다(Uosm/Posm<0.9, 24시간 용질 배설량<900mosmol).

② 용질이뇨

용질(당, 만니톨, 염분) 배설량의 증가에 의해 발생한다. 소변은 등장성(isotonic)에 가깝고 용질 배설량은 증가한다(Uosm/Posm>0.9, 24시간 용질 배설량>900mosmol).

③ 수분-용질복합이뇨

수분이뇨를 조래하는 원인과 과도한 용질부하가 같이 존재한다. 가령 만성 신장병과 조절되고 있지 않는 당뇨병이 같이 있는 환자에서 관찰될 수 있다. 소변은 저장성이고 용질 배설량은 증가한다(Uosm/Posm<0.9, 24시간 용질 배설량>900mosmol).

과도한 수분 섭취(primary polydipsia)에 의한 다뇨와 요붕증과의 감별과 중추성요붕증과 신성요붕증의 감별에 수분 제한 검사(water deprivation test)가 필요하다(그림 1-2). 이 검사는 수분 제한을 12시간 동안 혹은 체중 감소가 원래 체중의 3-4% 있을 때까지 시행한다. 매시간 체중, 요량, 요삼투압, 혈청삼투

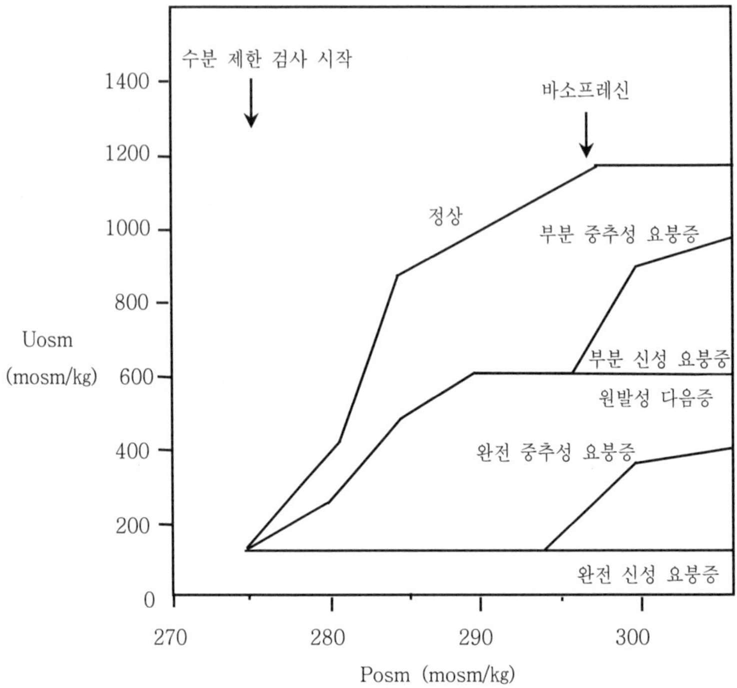

그림 1-2 수분 제한 검사 결과에 따른 감별 진단

<Massry & Glassock Textbook of Nephnology, 1989; 2nd ed. p483>

압 및 전해질 농도를 측정하고 가능하면 혈중 항이뇨호르몬 농도도 측정한다. 충분한 수분 제한이 이루어진 후에 5 unit의 항이뇨호르몬(aqueous vasopressin)을 피하 투여한 후 2-3시간 동안 더 관찰한다. 정상적으로는 수분을 제한할 때 요량 감소와 요삼투압 증가가 관찰되지만 요붕증에서는 이러한 조절 기능에 장애가 있고 중추성요붕증은 항이뇨호르몬 투여에 충분한 반응이 있지만 신성요붕증은 반응이 미약하다. 또한 중추성요붕증의 경우 혈중 항이뇨호르몬 농도가 감소되어 있다.

2. 부종 및 고혈압

1) 부종의 임상적 접근 방법

① 우선 전신 부종과 국소 부종의 감별이 필요하다. 가령 부종이 팔, 다리에 국한되어 있는 경우는 정맥이나 림프관 폐쇄, 연조직염(cellulitis) 등을 의심해 본다.

② 그 다음은 함요(pitting)부종의 유무를 확인한다. 함요가 없는 부종의 경우는 갑상선기능저하증에 의한 점액부종(myxedema), 림프관 폐쇄 등을 감별한다.

③ 전신성 함요부종이라면 심한 저알부민혈증(혈청 알부민 농도가 2.5 g/dL 미만)의 존재 여부를 확인한다. 저알부민혈증이 존재한다면 감별 진단으로 간경화, 신증후군, 영양실조, 단백상실성 위장증 등을 감별한다.

④ 전신성 함요부종이면서 저알부민혈증이 존재하지 않으면 감별 진단으로 울혈성 심부전, 급성신장염, 급성신부전, 만성신부전 등을 감별한다

⑤ 최종적으로 요량을 확인한다. 핍뇨나 무뇨가 있는 경우의 임상적 접근 방법은 고질소혈증의 경우와 같으므로 아래 고질소혈증의 임상적 접근 방법을 참조한다.

2) 고혈압의 임상적 접근 방법

① 치료전 혈압을 측정(평가)한다.

정상(<120/80mmHg)

전고혈압(SBP: 120-139mmHg or DBP: 80-89mmHg)

제1기 고혈압(SBP: 140-159mmHg or DBP: 90-99mmHg)

제2기 고혈압(SBP≥160mmHg or DBP≥100mmHg)

② 이차성 고혈압을 감별한다.

심한 고혈압이 갑자기 발생하거나, 35세 이하 혹은 55세 이상에 고혈압이 발병할 경우, 그리고 항고혈압제 치료에도 불구하고 혈압 조절이 잘 안되는 경우에는 이차성 고혈압(신혈관성 고혈압, 다낭신, 신부전, 사구체신염, 크롬친화세포종, 쿠싱증후군, 일차알도스테론증)을 의심하여, 청진(복부잡음), 촉진(신장종괴), 요검사(단백뇨, 혈뇨), 혈액검사(BUN, 크레아티닌, 칼륨, 레닌, 알도스테론), 복부초음파촬영, 캅토프릴 신스캔, 24시간 메타네프린, 카테콜라민, 코티솔, 크레아티닌, 야간 덱사메타손 억제검사 등을 시행해 본다.

③ 표적 장기(심장, 망막, 신장, 신경계) 손상 유무와 정도를 평가한다.

신경학적검사, 안저검사, 요검사(단백뇨), 혈액검사(BUN, 크레아티닌), 심전도, 단순흉부촬영, 심장초음파촬영 등을 시행한다.

④ 심혈관질환(CVD)의 위험인자 유무를 평가한다.

노령(60세 이상), 남자, 백인, 이상지질혈증(dyslipidemia), 당뇨병, 흡연, 신체 활동 부족, 폐경, 스트레스, 심혈관질환 가족력(65세 이하 여성, 55세 이하 남성)

3. 통 증

1) 신산통 및 옆구리 통증의 임상적 접근 방법

① 통증에 대해 자세히 기술한다.

통증 발생의 급작성, 심한 정도, 지속성, 위치, 통증의 악화 혹은 경감 요인 유무, 동반 증상(오심, 구토) 등을 자세히 기술한다. 가령 요관-신우 경계 부위(UPJ) 폐쇄의 경우 신산통(renal colic)은 옆구리(flank)에 국한되지만 상복부로 방사통을 호소하여 담도산통(biliary colic)을 감별할 필요가 있다. 요관 중간 부위 폐쇄의 경우 통증은 옆구리에서 시작되어 복부 아래쪽으로 방사통을 호소하여 충수돌기염, 게실염, 과민성대장증후군 등으로 오인될 수도 있다. 요관-방광 경계 부위(UVJ) 폐쇄의 경우 신산통이 없을 수 있고 하부요로감염 증상(빈뇨, 절박뇨, 배뇨통), 음낭이나 회음부 통증 등을 호소하여 방광염, 비뇨기 질환 등으로 오인되는 경우도 있다.

② 요검사(UA), 콩팥요관방광단순촬영(KUB), 초음파촬영, 경정맥신우조영술(IVP), 전산화단층촬영술(CT) 등의 검사를 적절히 선택하여 시행한다.

4. 단백뇨

1) 신장의 단백질 장벽(barricr) 및 처리 기전

하루 사구체 여과량은 약 180 리터로, 신장의 정상적인 장벽과 처리 기전이 없으면 하루 12 kg 이상의 단백뇨(proteinuria)가 배설될 수 있다. ① 사구체 내피세포는 약 100 nm 크기의 작은 틈새(pore)를 갖는 장벽으로 세포 및 큰 입자들은 통과하지 못하지만 대부분의 단백질은 통과할 수 있다. ② 사구체기저막(GBM)은 100 kDa 이상의 큰 단백질은 통과하지 못하지만, 작은 단백질은 통과할 수 있다. ③ 사구체 상피세포인 발세포(podocytes)는 좁은 여과 가로막(slit diaphragm)을 형성하여 수분이나 매우 작은 용질 정도만 통과할 수 있다. 따라서 사구체 상피세포 발돌기(foot process)의 융합(fusion) 정도가 관찰되는 미세변화형 사구체질환은 대부분 알부민에만 선택적 단백뇨(selective proteinuria)가 초래되지만, 사구체기저막과 여과로막의 손상이 관찰되는 다른 사구체질환은 알부민뿐만 아니라 다른 혈장 단백질이 모두 소실되는 비선택적 단백뇨(non-selective proteinuria)가 초래된다.

사구체에는 위와 같은 크기 선택적 장벽(size selective barrier)뿐만 아니라, 음이온인 사구체기저막으로 인한 전하 선택적 장벽(charge selective barrier)이 존재한다. 가령 알부민(69kDa)과 같은 크고 음이온인 단백질은 여과가 제한되지만, 리소자임(lysozyme)이나 경쇄(light chain) 면역글로불린과 같은 작고(<25kDa) 양이온인 단백질은 쉽게 여과된다. 그러나 여과된 단백질의 대부분은 근위세뇨관에서 재흡수되어 정상인에서 배설되는 하루 요단백은 평균 40-80 mg, 알부민은 10-20 mg 정도이다. 정상적으로 배설되는 하루 요단백의 30-50 mg은 헨레고리의 상행각(TAL) 세포에서 분비되는 Tam-Horsfall mucoprotein이다.

2) 단백뇨의 정의

정상인에서 배설되는 하루 요단백은 150 mg 미만이고, 알부민은 30 mg 미만이다. 통상적인 요시험지검사(dip-stick test)는 주로 알부민을 탐지하지만, 하루 알부민뇨 30-300 mg 정도는 발견하기 어렵다. 그러므로 하루 300 mg 이상의 단백질이 소변에 나오면 비정상적인 단백뇨라 하고, 하루 알부민뇨 30-300 mg은 미세알부민뇨(microalbuminuria)라 정의한다.

3) 요단백의 측정

① 통상적인 요시험지검사는 주로 알부민을 탐지하고, 반정량적으로 단백뇨량을 측정하며, 간혹 위양성(false-positive)과 위음성(false-negative)인 결과를 얻을 수도 있다. 소변의 pH가 7.0을 넘을 때, 농축뇨일 때, 혈액이 섞일 때 위양성 반응을 보일 수 있고, 희석뇨일 때, 글로불린뇨일때 위음성 반응을 보일 수 있다.

② 24시간 단백뇨량 검사는 sulfosalicylic acid로 단백질을 침전시켜서 모든 단백질을 정량적으로 측정하고, 24시간 소변을 모아야 하는 번거러움이 있으며, 방사선조영제 사용에 위양성 반응을 보일 수 있다.

③ 순간뇨 단백질과 크레아티닌 농도(spot urine protein/creatinine ratio)를 측정하여 그 비율을 구하면 24시간 소변을 모아야 하는 번거러움이 없이 하루 단백뇨량(그램)을 대략 추정할 수 있다.

4) 단백뇨의 기전

① **사구체 단백뇨**(glomerular proteinuria)

사구체 질환이 있을 때 사구체의 크기 선택적 장벽과 전하 선택적 장벽이 소실되면서 발생하는 단백뇨이다. 혈류역학 단백뇨(hemodynamic proteinuria)도 발열, 운동, 안지오텐신 II, 노르에피네프린 등이 혈류역학 변화를 초래하고 사구체에서 단백질 투과성이 증가하여 발생한다.

② **세뇨관 단백뇨**(tubular proteinuria)

세뇨관 질환이 있을 때 근위세뇨관의 재흡수 장애로 발생하는 단백뇨이다. 그 결과 정상적으로는 근위세뇨관에서 재흡수

되어야 할 작은 단백질(β_2-microglobulin, 경쇄 면역글로불린, retinol-binding protein, 아미노산)이 소변으로 배설된다.

③ **과도일출 단백뇨**(overflow proteinuria)

작은 단백질(용혈이 있을 때 혈색소, 횡문근융해가 있을 때 미오글로빈, 다발골수종이 있을 때 경쇄 면역글로불린)이 과도하게 생성되어 사구체에서 여과되면 근위세뇨관의 재흡수 능력을 초과하여 발생하는 단백뇨이다.

5) 단백뇨의 분류

① 단백뇨의 기전에 따른 분류:

사구체 단백뇨, 세뇨관 단백뇨, 과도일출 단백뇨

② 혈뇨 동반 유무에 따른 분류:

단독 단백뇨(isolated proteinuria), 혈뇨를 동반하는 단백뇨

③ 단백뇨의 양에 따른 분류:

신증후군성(nephrotic) 단백뇨(>3.5g/day/1.73m_2), 비신증후군성 단백뇨

④ 단백뇨의 지속성에 따른 분류:

일과성(transient) 단백뇨, 재현성(reproducible) 단백뇨(체위성 단백뇨), 지속적(persistent) 단백뇨

6) 단백뇨의 임상적 접근 방법

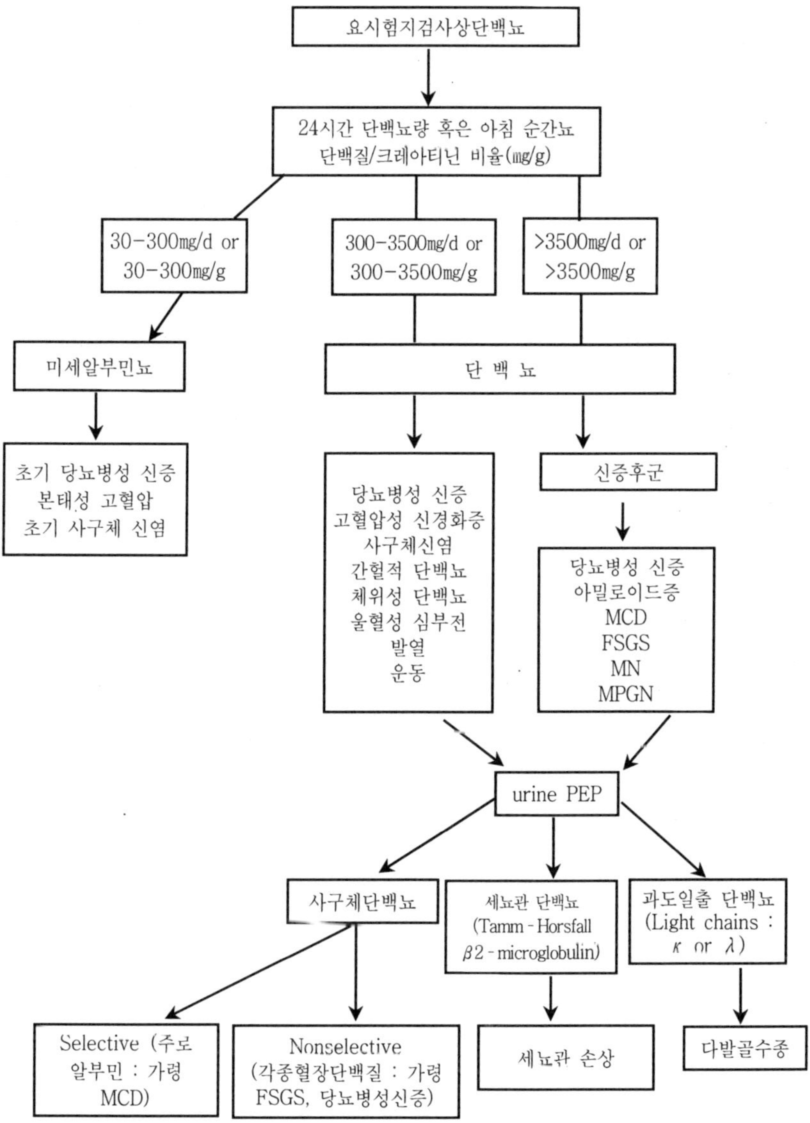

그림 1-3 단백뇨의 임상적 접근 방법

① 단백뇨 여부를 재확인한다.

적어도 2번 이상 반복 검사해서 확인한다. 위양성 단백뇨가 아니고, 지속적 단백뇨이면 다음 단계의 검사가 필요하다.

② 단백뇨량을 측정한다.

③ 단백뇨의 유형을 분류한다.

필요시 24시간 소변 단백뇨의 단백전기이동, 면역전기이동 검사를 시행한다.

④ 단백뇨의 원인을 찾는다.

병력 청취, 혈액검사, 초음파촬영 등을 시행한다. 단백뇨량이 많을 때(>1-2g/day), 혈중 크레아티닌 농도가 증가할 때, 혈뇨 혹은 고혈압이 동반될 때는 신생검을 고려한다.

5. 혈 뇨

1) 혈뇨의 정의

요중 적혈구가 현미경검사상 고배율(×400) 시야에서 3-5개 이상으로 정의한다.

2) 혈뇨의 의의

혈뇨(hematuria)는 신장 및 요로의 어느 부위 병변으로도 발생할 수 있고, 감염, 결핵, 결석, 요로폐쇄, 종양 등의 초기 증상이거나 유일한 증상일 수 있으므로, 원인이 밝혀지기 전까지는 중증으로 생각하여 철저한 검사를 하여야 한다. 혈뇨의 양은 원인이나 병소의 위치와는 관계가 없으며, 육안적 혈뇨라 하더라도 동맥 손상에 의한 출혈이 아닌 경우에는 저혈압이나 빈혈의 발생은 거의 없다.

3) 혈뇨의 분류

① 소변의 색깔에 따른 분류:
육안적 혈뇨(gross hematuria), 현미경적 혈뇨(microscopic hematuria)

② 배뇨시 혈뇨의 출현 시기에 따른 분류:
initial hematuria, terminal hematuria, total hematuria

③ 혈뇨의 지속성 여부에 따른 분류:
지속적(persistent) 혈뇨, 간헐적(intermittent) 혈뇨

④ 혈뇨에 동반되는 통증의 유무에 따른 분류:
통증(painful)혈뇨, 무통(painless)혈뇨

⑤ 단백뇨나 백혈구뇨(leukocyturia) 동반 유무에 따른 분류:
단독 혈뇨(isolated hematuria), 단백뇨나 백혈구뇨를 동반하는 혈뇨

⑥ 병소의 위치에 따른 분류:
사구체성(glomerular) 혈뇨, 비사구체성(non-glomerular) 혈뇨

4) 혈뇨의 임상적 접근 방법

① 붉은색 소변이 있는 경우에는 요검사를 시행하여 진성 혈뇨(true hematuria) 여부를 확인한다.

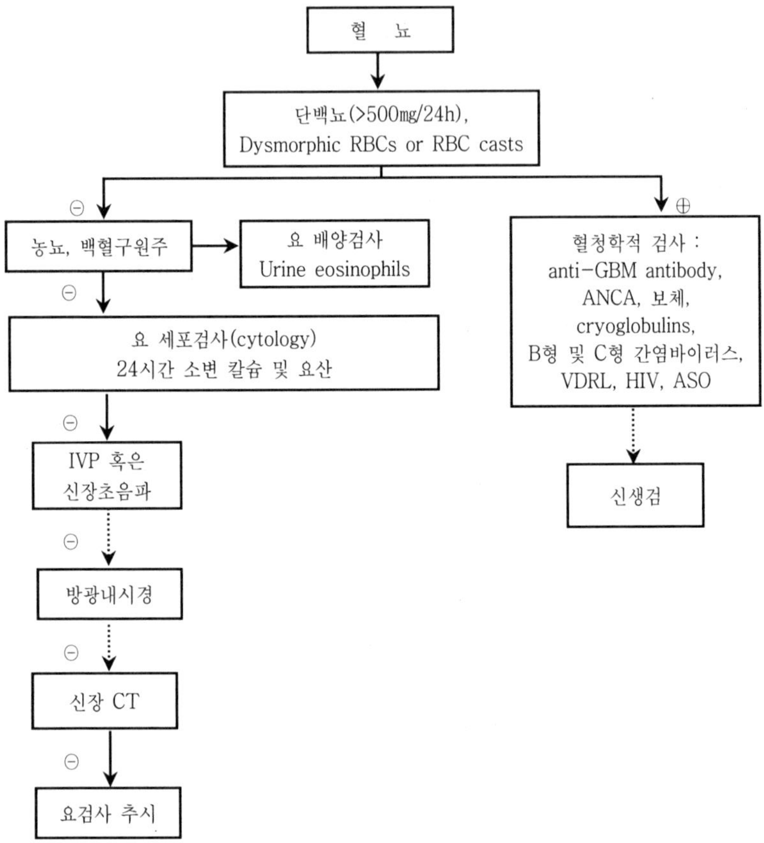

그림 1-4 혈뇨의 임상적 접근 방법

요검사상 요시험지검사의 혈액 반응이 양성이고, 고배율 현미경 검사상 요중 적혈구가 3-5개 이상일 때 진성 혈뇨라 할 수 있다. 요시험지검사의 혈액 반응이 음성인 경우는 포르피린뇨(porphyrinuria)와 외인성 색소뇨(pigmenturia: 가령 rifampicin 복용 후 적색뇨)의 가능성을 생각해 볼 수 있고, 요시험지검사의 혈액반응이 양성이면서 고배율 현미경 검사상 요중 적혈구가 3-5개 미만인 경우는 혈색소뇨(hemoglobinuria)와 미오글로

빈뇨(myoglobinuria)의 가능성을 생각해 볼 수 있으며, 혈색소뇨의 경우는 혈청 색깔이 분홍색이다.

② 현미경적 혈뇨가 있는 경우에는 요검사를 정기적으로 시행하여 지속성 여부를 확인한다.

일시적으로 한번만 현미경적 혈뇨가 있는 경우는 흔하며, 원인으로 월경, 바이러스 질환, 운동, 가벼운 외상 등이 있다.

③ 사구체성 혈뇨와 비사구체성 혈뇨를 감별한다.

콜라색, 단백뇨량>500mg/일, 적혈구 형태 이상(RBC dysmorphism), 적혈구 원주(RBC casts) 등은 사구체성 혈뇨(glomerular hematuria)를 시사하고, 선홍색, initial or terminal hematuria, 통증혈뇨, 피떡(blood clot) 등은 비사구체성 혈뇨(non-glomerular hematuria)를 시사한다.

④ 사구체성 혈뇨의 임상적 접근 방법:

HBsAg, anti-HCV Ab, ANA, ASO, IgA, complement 등과 같은 혈청학적 검사를 시행한다.

단독 사구체성 혈뇨의 가장 흔한 원인은 면역글로불린에이 신장병증(IgA nephropathy), 얇은 기저막병(thin basement membrane disease), 유전성 신장염이 있다. 원인 감별을 위해서는 신생검이 필요하다.

⑤ 비사구체성 혈뇨의 임상적 접근 방법:

백혈구뇨, 백혈구 원주(WBC casts)가 있으면 소변 배양 검사, 소변 호산구 유무를 검사하여 요로감염이나 급성 세뇨관간질성 신염(ATIN)을 감별한다. 종양의 가능성을 생각하여 소변 세포 검사(cytology)를 시행한다. 24시간 소변의 칼슘 및 요산 배설량을 측정하여 고칼슘뇨, 고요산뇨에 의한 혈뇨의 가능성을 감별한다. 결핵, 결석, 요로폐쇄, 종양 등의 가능성을 생각하여 KUB, 초음파촬영 혹은 IVP 등을 시행한다.

이와 같은 검사로 특이 소견을 얻지 못하면 원인 감별을 위하여 방광경검사가 필요하고, 여기서도 원인을 찾지 못하면 신장 CT를 시행한다(그림 1-4). 그러나 육안적 혈뇨인 경우는 방광경검사를 초음파촬영 혹은 IVP 보다 먼저 시행하여 출혈 부위를 직접 확인해 볼 필요가 있다.

6. 고질소혈증

1) 고질소혈증의 정의

신기능(사구체 여과율)의 감소로 혈액내 질소 노폐물(BUN, 크레아티닌) 농도의 증가를 고질소혈증(azotemia)이라 정의한다.

2) 신기능 측정

① **혈청 크레아티닌**(serum creatinine: Scr)

근육세포에서 생성된 노폐물인 크레아틴(creatine)은 간에서 크레아티닌(creatinine)으로 전환된다. 크레아티닌은 작고(분자량: 113Da) 혈장 단백질에 결합하지 않기 때문에 자유롭게 사구체에서 여과된다. 정상인에서 생성된 크레아티닌의 90%는 사구체 여과에 의해 배설되고 10%는 세뇨관 분비에 의해 배설된다. 그 결과 정상 신기능을 갖고 있는 사람의 Scr은

0.6-1.5mg/dL로 일정하게 유지된다. Scr은 저렴하고 편리하게 안정적인 결과를 얻을 수 있기 때문에 사구체 여과율(GFR)을 간접적으로 반영하는 지표로 가장 널리 사용되고 있다.

그러나 실제로 GFR을 반영하는 지표로 Scr을 사용할 때 몇 가지 문제점이 있다. 첫째, 크레아티닌 생성은 근육 질량에 좌우된다. 만약 근육 질량이 감소하는 경우에는 Scr이 감소하므로 실제 GFR의 변화를 반영하지 못한다. 둘째, 식사 유형에 일부 영향을 받는다. 육류 섭취를 많이 하면 크레아티닌 생성이 증가하여 Scr이 상승할 수 있다. 셋째, 신기능이 감소할 때 크레아티닌의 세뇨관 분비에 의한 배설은 증가하므로, 실제 신기능이 저하되어도 Scr은 별로 증가하지 않는 경우가 있다. 반면에 크레아티닌의 세뇨관 분비를 방해하는 cimetidine이나 trimethoprim과 같은 약물을 사용하면 GFR과 관련없이 Scr은 약간 증가할 수 있다. 넷째, 신기능이 감소하면 크레아티닌의 신장외 분해가 증가하여, 실제 신기능이 저하되어도 Scr은 이를 제대로 반영하지 못할 수 있다. 다섯째, 크레아티닌 측정에 영향을 미치는 ketoacid는 신기능과 관련없이 Scr을 잘못 높게 측정되게 한다.

② **혈중요소질소**(blood urea nitrogen: BUN)

BUN은 GFR을 반영하는 지표로 오래전부터 사용되고 있지만 실제 GFR의 변화를 잘 반영하지 못한다. 요소는 단백질 분해산물로서 요소 생성은 가변적이지만 주로 단백질 섭취에 의해 좌우된다. 요소는 작고(분자량: 60Da) 자유롭게 사구체에서 여과되지만 세뇨관에서 쉽게 재흡수가 된다. 특히 신수질 집합관에서 요소 재흡수는 수분 재흡수와 밀접하게 연관되어 있다.

가령 이뇨제 사용 후 상태나 울혈성 심부전 등과 같이 유효 혈관내 체액량이 감소된 경우에 요소 재흡수가 증가하여 BUN이 상승한다. 또한 단백질 섭취량의 증가, 위장관 출혈, 단백질 분해 작용의 증가(감염, 외상), 단백질 동화 작용의 감소(스테로이드, tetracycline 사용) 등에 의해 요소 생성이 증가하여 BUN이 상승한다. 이와 반대로 알코홀 남용이나 만성 간질환 환자에서는 요소 생성이 감소하여 BUN이 하강한다.

③ **이눌린 청소율**(inulin clearance: C_{In})

$$C_{In} = U_{In} \times V / P_{In}$$

신기능 측정에 가장 중요한 지표는 사구체 여과율(glomerular filtration rate; GFR)이다. GFR은 혈장으로부터 특정 물질이 사구체에서 여과되어 청소되는 정도를 나타낸다.

$$GFR(mL/min) = U(mg/dL) \times V(mL/min) / P(mg/dL)$$

(U: 요중 농도, V: 단위 시간당 요량, P: 혈중 농도)

GFR을 정확하게 측정하기 위한 이상적인 특정 물질의 조건은 혈장 단백질에 결합하지 않고 자유롭게 사구체에서 여과되며, 신장외 배설이나 세뇨관 배설 및 분비가 없이 사구체에서 여과된 그대로 배설되는 물질이다.

이눌린(분자량: 5200 D)은 과당의 중합체로서 혈장 단백질에 결합하지 않고 자유롭게 사구체에서 여과되며, 신장외 배설이나 세뇨관 배설 및 분비가 없이 사구체에서 여과된 그대로 배설되는 GFR 측정에 이상적인 물질이다. 그러나 검사를 위해 투여해야 할 이눌린을 확보하기가 쉽지 않고 비싸며, 투여 전 이눌린 용액을 만들어서 일정한 속도로 투여하여 일정한 혈중 농도를 유지해야 하는 어려움이 있고, 단위 시간마다 정확한 채뇨를 위해 방광 도뇨가 필요한 불편함이 있다. 또한 이눌린 농도 측정에 어려움 등을 고려할 때 실제 임상에서는 사용하지 못하고 드물게 연구에서만 사용되는 경우가 있다.

④ **크레아티닌 청소율**(creatinine clearance: C_{Cr})

$$C_{Cr}(mL/min) = U_{Cr}(mg/dL) \times V(mL/min) / P_{Cr}(mg/dL)$$

C_{Cr}은 일정 기간(24시간, 12시간) 소변을 모아서 측정한다. 아침 첫 소변은 버리고 그 다음 소변부터 모으기 시작하여 다음날 아침 소변까지 모두 모아서 검사한다. C_{In} 사용의 현실적인 어려움 때문에 C_{Cr}은 GFR을 측정하는 대안으로 사용되고 있다. 그러나 C_{Cr}은 크레아티닌의 세뇨관 분비 때문에 GFR보다 10% 정도 높게 측정되고, 신기능이 감소하면 그 차이는 더 커진다. 또한 일정 기간 소변을 정확히 모으는 것이 어렵기 때문에 결과의 신뢰도가 떨어진다.

C_{Cr}이 GFR을 더 정확하게 반영하도록 하는 방법을 사용해 볼 수도 있다. 하나는 크레아티닌의 세뇨관 분비를 경쟁적으로 방해하는 cimetidine을 투여한 후 C_{Cr}을 측정하는 방법이고, 다른 하나는 진행된 만성신부전 환자(Scr>2.5mg/dL)에서 크레아티닌의 세뇨관 분비와 비슷하게 재흡되는 요소 청소율을 측정하여 크레아티닌과 요소 청소율의 평균을 구하는 방법(GFR =

$[C_{Cr} + C_{urea}] / 2)$이다.

⑤ GFR 추정 등식

C_{Cr} 측정의 가장 큰 문제는 일정 기간 소변을 모아야 한다는 것이다. 그러므로 Scr을 사용하여 GFR을 추정하는 등식을 만드는 많은 시도가 있었다. Scr 변수(100/Scr)만 고려할 때보다 나이, 성별 및 체중 변수를 같이 고려할 때 추정의 정확도가 높다. Scr, 나이, 성별 및 체중 변수를 사용하여 간편하게 가장 널리 활용되고 있는 등식으로 Cockcroft-Gault equation이 있다.

C_{Cr}(mL/min) = (140-age) × (weight in kg) × (0.85 for female) / 72 x P_{Cr}(mg/dL)

그리고 Scr, BUN, 혈청 알부민치, 나이, 성별, 인종 변수를 사용하여 더 정확하게 GFR을 추정하는 등식으로 Modification of Diet in Renal Disease (MDRD) study equation이 있다.

$$GFR(mL/min/1.73m^2) = 170 \times Scr(mg/dL)^{-0.999} \times Age(year)^{-0.176} \times BUN(mg/dL)^{-0.170} \times Alb(g/dL)^{0.318} \times (0.762 \text{ for female}) \times (1.180 \text{ for African-American})$$

그러나 Scr, 나이, 성별, 인종 변수를 사용하여 더 간편하게 GFR을 추정하는 등식인 abbreviated MDRD study equation이 많이 사용되고 있다.

$$GFR(mL/min/1.73m^2) = 186 \times Scr(mg/dL)^{1.154} \times Age(year)^{0.203}$$

× (0.742 for female) × (1.210 for African-American)

⑥ **동위원소 청소율**(radionuclide clearance)

EDTA(ethylenediaminetetraacetic acid)는 사구체 여과 및 배설 양상이 이눌린과 거의 동일하기 때문에 ^{51}Cr-EDTA를 이용하여 GFR을 비교적 정확하게 측정할 수 있다. DTPA (diethylenetriaminepentaacetic acid)는 EDTA와 비슷한 성질을 갖고 있고 ^{99m}Tc에 표지되므로 쉽게 준비할 수 있다는 장점 때문에 ^{51}Cr-EDTA 방법보다는 정확성이 약간 낮지만 GFR 측정에 활용할 수 있다.

3) 고질소혈증의 임상적 접근 방법 (급성신부전 진단을 위한 접근방법: 만성신부전 진단을 위한 접근 방법, 그림 1-5)

① 고질소혈증(신부전)이 급성인지, 아니면 만성인지를 감별한다.

② 급성신부전인 경우:

· 원인별 주요 유형(신전성, 신성, 신후성)을 감별 진단한다.

③ 만성신부전인 경우:

· 원인 신질환을 찾는다.

· 만성 신부전에 급성신부전(ARF on CRF)의 병발 여부를 확인하고, 만약 최근 신기능이 급격히 감소했다면 가능한 원인을 신속히 찾아서 교정해야 한다.

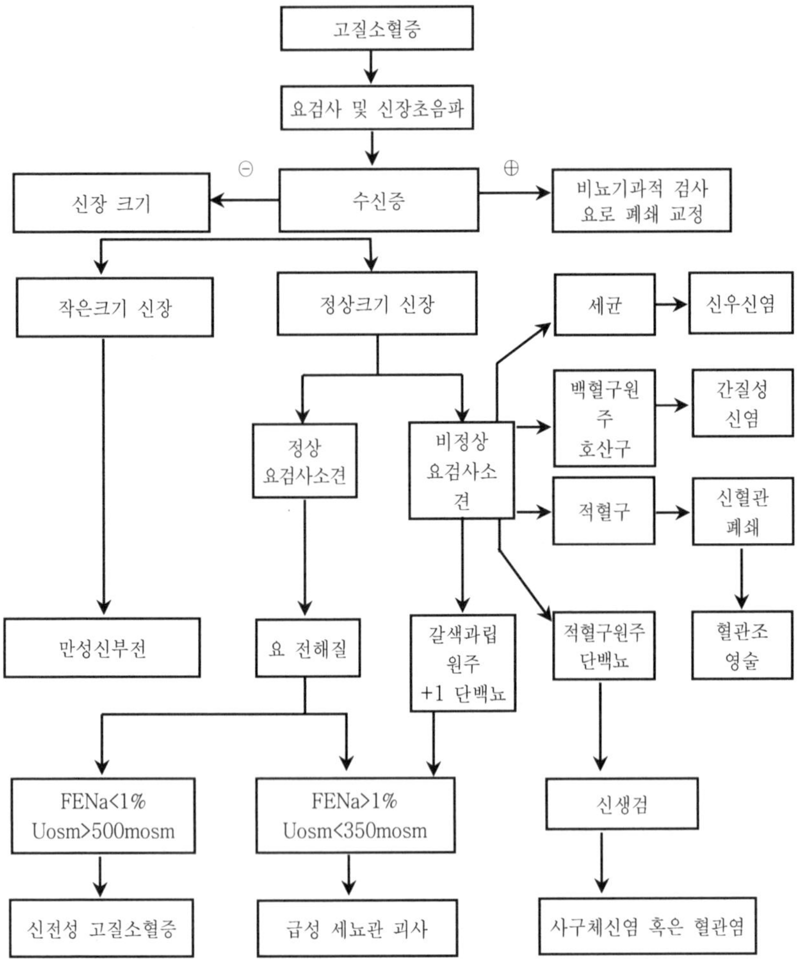

그림 1-5 고질소혈증의 임상적 접근 방법

7. 수분, 전해질 및 산염기 불균형

수분 및 전해질 장애(세2장)와 산-염기 장애(세3장)에서 기술하기로 한다.

2 수분 및 전해질 장애

I. 나트륨과 수분

1. 서 론

1) 체액의 조성

수분은 우리 몸의 50%(여성)-60%(남성)를 차지하고 있다. 수분의 2/3는 세포 속(ICF: intracellular fluid)에, 1/3은 세포 밖(ECF: extratracellular fluid)에 분포한다. ECF의 1/4은 혈관 속 혈장에, 3/4은 혈관 밖 간질에 분포한다.

ECF와 ICF는 세포막을 경계로 삼투압(osmolality)을 동일하게 하기 위하여 수분이 이동한다. ECF의 유효한 삼투압(effective osmolality)을 형성하는 주요 용질은 나트륨이고, ICF는 칼륨이며, 요소(urea)는 특징 공간에 국한되지 않고 자유롭게 이동하므로 유효한 삼투압을 형성하지 못한다(ineffective osmole).

혈관 속과 간질 사이의 수분 이동은 혈관벽을 경계로 수압

(hydraulic pressure)과 교질삼투압(colloid osmotic pressure)의 역학관계에 의해 이루어진다.

2) 수분 균형

정상 혈장 삼투압은 275-290 mosmol/kg 이고, 1-2%의 작은 변화도 감지하여 조절하는 기전에 의해 잘 조절된다. 수분 균형의 장애는 혈장 삼투압의 변화와 저나트륨혈증이나 고나트륨혈증을 초래한다.

① 수분 섭취

수분 섭취를 유발하는 일차적인 자극은 갈증이다. 갈증은 유효 삼투압이 증가하거나, ECF 혹은 혈압의 감소에 의해 발생한다. 가령 혈장 삼투압이 295 mosmol/kg 이상으로 증가하면 시상하부에 있는 삼투수용체(osmoreceptor)가 자극되어 갈증이 발생한다. 그러나 실제로 수분 섭취는 이러한 생리적인 요구량보다 더 많다.

② 수분 배설

신장으로의 수분 배설을 좌우하는 주요 물질은 AVP(arginine vasopressin)이다. AVP는 혈장 삼투압(나트륨)이 증가하거나, 유효 순환 체액량의 감소, 오심, 통증, 스트레스, 저혈당, 임신 및 각종 약물 등에 의해 자극되어 시상하부에서 합성되고 뇌하수체 후엽에서 분비된다. 분비된 AVP는 집합관 주세포(principal cell)의 기저측막(basolateral membrane)에 있는 V2 수용체에 결합하여 aquaporin-2 수분 통로를 활성화시켜서 수동적 수분 재흡수가 이루어진다. AVP 분비에 필요한 삼투수용체의 문턱

값(threshold)은 280-290 mosmol/kg으로서 유효 순환 체액량의 감소를 인지하는 압수용체(baroreceptor)보다 더 민감하게 반응한다.

과잉 수분 배설이 원활히 이루어지기 위해서는 신장에서의 3가지 과정(사구체여과, 세뇨관에서의 Na^+ 및 Cl^- 재흡수, AVP 분비 감소에 의한 집합관에서의 수분 재흡수 감소)이 원활히 이루어져야 한다. 만약 어떤 과정에서라도 장애가 발생하면 수분 배설의 장애와 저나트륨혈증이 초래된다.

3) 나트륨 균형

수분 균형이 깨지면 혈장 나트륨 농도가 변하고, 나트륨 균형이 깨지면 ECF 체액량이 변한다. 가령 수분 과잉은 저나트륨혈증을 유발하고, 나트륨 과잉은 부종을 초래한다.

① 나트륨 섭취

정상적으로 식사하는 사람의 하루 평균 나트륨 섭취량(약 150 mmol)은 최소 필요량보다 많다.

② 나트륨 배설

세뇨관에서의 나트륨 재흡수가 나트륨 배설의 주요 조절 기전이다. 사구체에서 여과된 나트륨의 2/3는 근위세뇨관에서 재흡수 되고, 25-30%는 헨레고리 상행각(TAL)의 *Na^+-K^+-2Cl^- cotransporter*에서 재흡수 되며, 5%는 원위세뇨관의 *thiazide-sensitive Na^+-Cl^- cotransporter*에서 재흡수되고, 나머지 일부는 집합관에서 이루어진다.

2. 혈량저하증

1) 원 인

① Renal

이뇨제, 고혈당, 고단백 고영양(hyperalimentation), 급성신부전의 이뇨기 및 요로폐쇄 후 이뇨(postobstructive diuresis) 등의 삼투성 용질 이뇨(osmotic or solute diuresis)와 요붕증과 같은 수분 이뇨(water diuresis)가 있다. 수분 이뇨에 의한 체액량 감소의 2/3는 ICF이므로 ECF의 감소는 용질 이뇨보다 덜 심하다.

② Extrarenal

소화기, 피부, 호흡기, third space sequestration(화상, 췌장염, 복막염) 및 출혈 등에 의한 체액 감소가 있다.

표 2-1 혈량저하증의 원인

Ⅰ. ECF 체액량 감소
- 1. 신장이외로부터 소실
  - (1) 위장관(구토, 설사)
  - (2) 피부/호흡기(땀, 화상)
  - (3) 출혈
  - (4) Third space sequestration
- 2. 신장으로 소실
  - (1) 나트륨 및 수분 소실(이뇨제, 염분소실 신장병증)
  - (2) 수분소실(요붕증)

Ⅱ. ECF 체액량 정상 혹은 증가(유효순환체액량 감소)
- 1. 심박출량 감소(심근경색증)
- 2. 혈관밖으로 이동(저알부민혈증, 모세혈관 누출)
- 3. 폐혈증

2) 병태 생리

체액량 감소에 의한 저혈압은 norepinephrine(교감신경계), angiotensin Ⅱ(레닌-안지오텐신계) 및 AVP와 같은 호르몬(hypovolemic hormone)을 활성화시켜 혈압 및 뇌혈류, 관상동맥 혈류을 유지하고, 신장에서의 수분 및 나트륨 재흡수를 증가시킨다.

3) 임상 소견

대부분의 증상은 비특이적이고 전해질 불균형과 조직관류저하에 이차적인 증상(피곤, 쇄약감, 근경련, 갈증, 기립성 어지럼증)이다. 심하면 장기 허혈 증상(핍뇨, 의식장애, 복통, 흉통)이 발생한다. 진찰 소견은 혈관 속 체액량 감소와 관련된 징후(청색증, 기립성 저혈압 및 빈맥, 중심정맥압 감소)가 관찰된다.

4) 진 단

병력 청취와 진찰 소견으로 혈량저하증의 원인을 진단할 수 있다. 검사 소견으로 고질소혈증이 동반될 수 있고, BUN:creatinine ratio>20:1, U_{Na}<20mmol/L(대사성 알칼리증이 동반되어 있는 경우에는 U_{Cl}<20mmol/L), Uosm>450mosmol/kg (요붕증의 경우에는 Uosm<100mosmol/kg) 등이 관찰된다.

5) 치 료

가벼운 체액량 감소는 경구로 교정될 수 있지만 심한 경우에는 경정맥 수액 주사(생리 식염수)로 교정한다. 심한 저나트륨혈증이 동반되어 있는 경우에는 3.0% NaCl, 고나트륨혈증이 동반되어 있는 경우에는 0.45% NaCl이나 5% DW, 출혈이나 혈관 속 체액량 감소가 있는 경우에는 수혈이나 알부민 및 덱스트란, 저칼륨혈증의 경우 KCl 투여가 필요하다. 식염수의 조성은 표 2-2와 같다. 한편 경정맥 수액 주사를 투여할 때의 체내 분포를 살펴보면 5% DW는 수분의 체내 분포와 같고, 생리 식염수는 ECF에 분포하며, 혈장은 혈관내에 분포한다(표 2-3).

표 2-2 식염수의 조성(mEg/L)

	Na+	Cl−	HCO_3^-	K^+	Ca_2^+
Normal saline	154	154			
Half saline	77	77			
Ringer's solution	147.5	156		4	4.5
Hartmann's solution*	130	109	28	4	3
3% saline	513	513			

* Hartmann's solution : Lactated Ringer's solution

표 2-3 경정맥 수액 주사의 체내 분포

	*IV space	IS space	IC space
5% DW 1000mL	85	250	665
0.9% saline 1000mL	250	750	0
0.45% saline 1000mL			
500mL water	40	125	335
500mL 0.9% saline	125	375	0
Plasma 1000mL	1000	0	0

* IV space : intravascular space
IS space : Interstitial space
IC space : Intracellular space

3. 저나트륨혈증

1) 원 인

표 2-4 저나트륨혈증(P_{Na}<135mmol/L)의 원인

Ⅰ. 가성저나트륨혈증
  1. Posm 정상(고지혈증, 전립선 및 방광종양 절제수술 후)
  2. Posm 증가(고혈당, 만니톨)

Ⅱ. 저삼투압성 저나트륨혈증
  1. ECF 체액량 감소
    (1) 피부로 소실(땀, 화상)
    (2) 위장관 소실(구토, 설사)
    (3) 신장으로 소실(이뇨제, 염분소실 신장병증)
  2. ECF 체액량 정상
    (1) 원발성 다음증
    (2) SIADH
    (3) 통증, 오심 및 약물에 의한 AVP 분비
    (4) Glucocorticoid의 결핍
    (5) 갑상선기능 저하증
    (6) 만성신부전
  3. ECF 체액량 증가
    (1) 심부전
    (2) 간경화
    (3) 신증후군

① 요도를 통한 전립선 및 방광 종양 절제술을 시행할 때 사용하는 만니톨이나 sorbitol, glycine 등이 흡수되어 가성 저나트륨혈증(pseudohyponatremia)을 초래할 수 있다. 고혈당의 경우 혈당이 100 mg/dL 상승할 때마다 혈장 나트륨 농도는 1.4 mmol/L 감소한다.

② 대부분의 저나트륨혈증은 저삼투압성 저나트륨혈증(hypoosmolal hyponatremia)이다. 이는 ⓐ 나트륨 소실(화상, 구토 및 설사, 이뇨제, 염분소실 신증)에 의한 ECF 감소를 동반하는 저나트륨혈증, ⓑ ECF 감소가 동반되지 않는 수분 과다(일차성 다음증, SIADH, 부신피질호르몬 결핍, 갑상선기능저하증)에 의한 저나트륨혈증, ⓒ 나트륨 저류(심부전, 간경화, 신증후군)에 의한 ECF 증가를 동반하는 저나트륨혈증으로 분류된다.

2) 임상 소견

ICF로 수분 이동에 의해 특히 뇌세포 종창(swelling)과 관련된 임상 소견(오심, 불쾌, 두통, 의식장애, 경련)이다. 임상 소견의 정도는 혈장 나트륨의 감소 정도 및 속도와 관련이 있다.

3) 진 단

병력 청취와 진찰 소견으로 저나트륨혈증의 원인을 진단할 수도 있다. ECF 체액량의 증가, 유효 순환 체액량의 감소의 유무를 확인한다. 감별 진단에 유용한 검사로는 Posm, Uosm, U_{Na}, U_K 등이 있다. 가령 Posm ↓, Uosm ↑, 정상 ECF 체액량이면 SIADH의 가능성을 생각할 수 있다(그림 2-1).

4) 치 료

치료의 목표는 ① 수분 섭취를 제한하고 수분 소실을 증가시키며, ② 원인 질환을 교정하는 것이다. 가벼운 무증상 저나트륨혈증은 특별히 치료할 필요가 없다. ECF 감소가 있으면 생

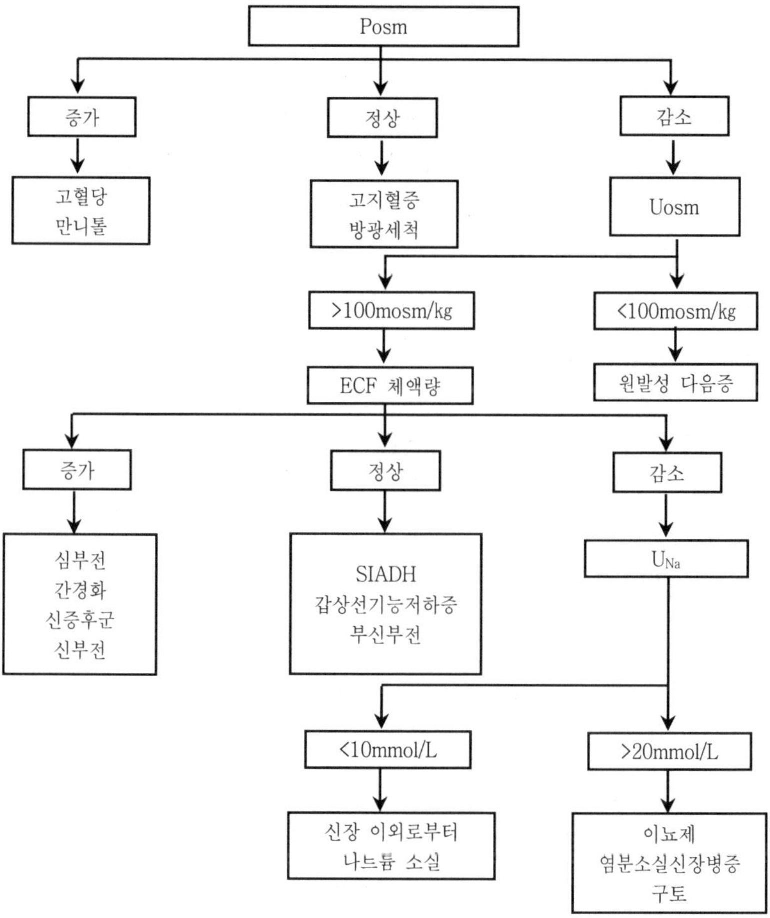

그림 2-1 저나트륨혈증의 진단을 위한 접근 방법

리식염수로 보충이 필요하다. 부종이 있으면 염분 및 수분 섭취 제한, loop diuretics 투여, 그리고 저칼륨혈증이 있으면 교정한다. 다음증 및 SIADH의 경우에는 수분 제한이 필요하다.

저나트륨혈증의 교정 속도는 신경학적 증상의 유무에 따라 다르다. 증상이 없는 경우에는 혈장 나트륨 교정 속도를

0.5-1.0 mmol/L/hour 이하, 10-12 mmol/L/24hours 미만으로 한다. 의식장애나 경련 등의 증상이 있는 심한 저나트륨혈증의 경우에는 초기에는 1.0-2.0 mmol/L/hour 속도까지 투여해 보지만 12 mmol/L/24hours 가 넘지 않도록 한다. 너무 빨리 교정하면 합병증으로 ODS(osmotic demyelination syndrome)가 발생할 수 있다. 특히 만성 저나트륨혈증의 경우에는 뇌세포 속에 있는 용질의 변화로 적응(osmotic adaptation)하고 있기 때문에 혈장 나트륨 교정 속도를 너무 빨리 하면 ODS가 잘 발생한다.

나트륨 부족량(투여량: mmol) = 0.6(남성) or 0.5(여성) × 체중(kg) × (목표 P_{Na} - 현재 P_{Na})

4. 고나트륨혈증

1) 원 인

수분 결핍 혹은 나트륨 과잉이 원인이다(표 2-5). 실제로 거의 대부분의 원인은 수분 결핍이다. 그러나 갈증에 의한 수분 섭취가 안 되거나(primary hypodipsia, 영아, 장애인, 의식장애, 수술 후 상태, 중환자실에서 기관내 삽관된 상태), 요농축이 안 되는 경우(요붕증) 외에는 고나트륨혈증(P_{Na}>145mmol/L)의 정도가 심하지 않다. 수분 소실의 통로는 신장으로의 소실과 신장이외의 소화기, 피부 및 호흡기로의 소실이 있다.

표 2-5 고나트륨혈증(P_{Na}>145mmol/L)의 원인

Ⅰ. 수분 소실
  1. 피부 및 호흡기로 불감소실
    - 땀, 화상, 호흡기 감염
  2. 신장으로 소실
    - 요붕증, 삼투성 이뇨
  3. 위장관 소실
    - 삼투성 설사
  4. 세포속으로 수분 손실
    - 경련, 횡문근융해증
  5. 뇌하수체질환
    - 원발성 과소갈증

Ⅱ. 나트륨 축적
  1. NaCl이나 $NaHCO_3$ 과다투여
  2. 나트륨 과다섭취

2) 임상 소견

ECF로 수분 이동에 의해 특히 뇌세포 크기의 감소와 관련된 임상 소견(쇠약감, 의식장애, 경련)이다. 임상 소견의 정도는 혈장 나트륨의 감소 정도 및 속도와 관련이 있다. 또한 뇌세포 크기의 감소는 지주막하출혈 및 뇌출혈의 위험을 증가시킨다. 그밖에 수분 소실과 관련하여 체액량 감소의 임상 소견이 관찰될 수 있다.

3) 진 단

병력 청취(갈증, 발한, 설사, 다뇨)와 진찰 소견(ECF 감소)으로 고나트륨혈증의 원인을 추정할 수도 있다. 감별 진단에 유용한 검사로는 요량, Uosm, 24시간 Uosm 배실량 등이 있다. 가령 ECF 체액량의 증가가 없고 소변량의 감소와 최고로 농축

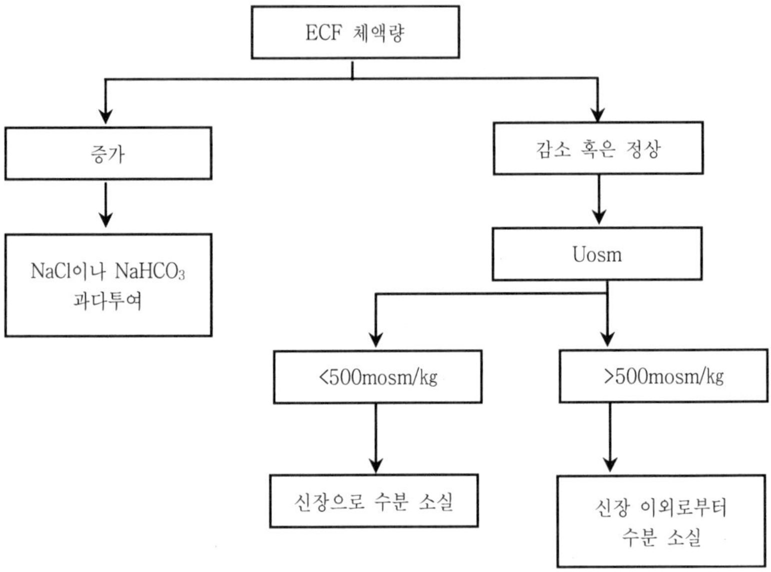

그림 2-2 고나트륨혈증의 진단을 위한 접근 방법

된 소변이 관찰되면 신장 이외의 곳에서의 수분 소실이 원인일 가능성이 많다(그림 2-2).

4) 치　료

치료의 목표는 ① 원인 질환을 교정하여 더 이상의 수분 소실을 중단시키며, ② 수분 부족을 교정하는 것이다. 고나트륨혈증도 저나트륨혈증의 경우처럼 너무 빨리 교정하면 위험하다. 수분 투여량은 현재의 수분 부족량과 진행되고 있는 소실량을 합하여 계산한다. 교정 속도는 0.5 mmol/L/hour 이하, 12 mmol/L/24hours 미만으로 하여 적어도 48-72시간 동안 서서히 교정한다. 수분 공급의 안전한 통로는 경구 혹은 코위영양관(nasogastric tube)으로 투여하는 것이지만 5% 포도당 혹은

half saline을 경정맥으로 투여할 수 있다.

수분 부족량(L) = 0.5(남성) or 0.4(여성) × 체중(kg) × (P_{Na} - 140)/140

Ⅱ. 칼 륨

1. 서 론

1) 칼륨 균형

칼륨은 세포속의 가장 많은 양이온이다. 혈장 칼륨 농도는 3.5-5.0 mmol/L인데 비해 세포 속 칼륨 농도는 150 mmol/L이다. 따라서 ECF 칼륨량(30-70 mmol)은 체내 칼륨 총량(2500-4500 mmol)의 2% 미만이다.

① 칼륨 섭취

서구인의 하루 평균 칼륨 섭취량은 약 40-120 mmol(1mmol/kg)이다.

② 칼륨 배설

흡수된 칼륨은 우선 세포 속으로 들어간 후 결국에는 소변으로 배설된다. 사구체에서 여과된 칼륨의 약 90%는 근위세뇨관 및 헨레고리에서 재흡수되고, 나머지는 원위세뇨관 및 피질집합관에 전달되어 체내 칼륨량의 과다에 따라 칼륨의 재흡수 혹은 분비가 결정된다. 가령 알도스테론과 고칼륨혈증은 칼륨 분비의 주요 자극 요인이고, 칼륨 분비가 이루어지는 원위세뇨관 및 피질집합관에 존재하는 주세포(principal cell)는 실질적으로 체내 칼륨 균형을 조절하는 세포이다.

2. 저칼륨혈증

1) 원 인

표 2-6 저칼륨혈증(P_k<3.5mmol/L)의 원인

Ⅰ. 섭취 감소

Ⅱ. 세포 속으로 이동
  1. 산-염기(대사성 알칼리증)
  2. 호르몬(인슐린, β2-adrenergic agonists)
  3. 동화(anabolic) 상태(GM-CSF, TPN)
  4. 기타(가성 저칼륨혈증, 저칼륨 주기적 마비)

Ⅲ. 소실 증가
  1. Nonrenal(땀, 설사)
  2. Renal(이뇨제, 고알도스테론증, Bartter 증후군, Liddle 증후군, 저마그네슘혈증)

저칼륨혈증(P_k<3.5mmol/L)은 칼륨 섭취의 감소, 세포 속으로 이동 및 배설 증가 중 하나 이상의 원인에 의해 발생한다(표 2-6). 가령 구토에 의한 저칼륨혈증은 위액 소실에 의한 칼륨 배설 증가뿐만 아니라 대사성 알칼리증에 의한 세포 속으로 칼륨 이동 증가, 탈수 및 대사성 알칼리증에 의한 신장으로의 칼륨 배설 증가 등의 복합적인 기전에 의해 발생한다. 한편 만성 저칼륨혈증의 경우에는 원인의 대부분이 신장으로의 칼륨 배설 증가이다.

2) 임상 소견

P_K>3.0mmol/L 에서는 증상은 거의 없다. P_K<3.0mmol/L 에서의 임상 소견은 저칼륨혈증의 정도와 관련이 있다. 피곤, 쇄약감 및 근육통과 심한 경우에는 무력장폐쇄증(paralytic ileus) 및 근육마비까지 발생한다. 특징적인 심전도 소견(prominent U wave, QRS widening)이 관찰되고, 대사성 알칼리증, 다뇨 및 당불내성(glucose intolerance)이 발생할 수 있다.

3) 진 단

병력 청취가 저칼륨혈증 원인의 감별 진단에 중요하다. 특히 이뇨제 및 설사제 남용과 몰래 하는 구토는 잘 예기하지 않지만 반드시 확인해야 한다. 드물지만 백혈병과 같이 백혈구증가증이 있는 경우에는 실온에서 칼륨이 백혈구 세포 속으로 들어가서 실제보다 혈장 칼륨이 낮게 측정된다(pseudohypokalemia). 이와 같은 가성 저칼륨혈증은 채혈된 혈액을 냉장 보관하거나 신속히 혈장 분리하면 피할 수 있다.

감별 진단에 24시간 칼륨 배설량, TTKG, 산-염기 불균형 상태 및 고혈압 여부가 중요하다. 신장으로의 칼륨 배설 증가가 관찰되고(24시간 칼륨 배설량>15mmol/day, TTKG>4), 대사성 알칼리증이 동반되어 있으며, 혈압이 정상이면 구토, 바터 증후군(Bartter's syndrome), 이뇨제 남용 및 저마그네슘혈증 등에 의한 저칼륨혈증으로 진단이 압축된다(그림 2-3).

$$TTKG = U_K/P_K \div Uosm/Posm$$

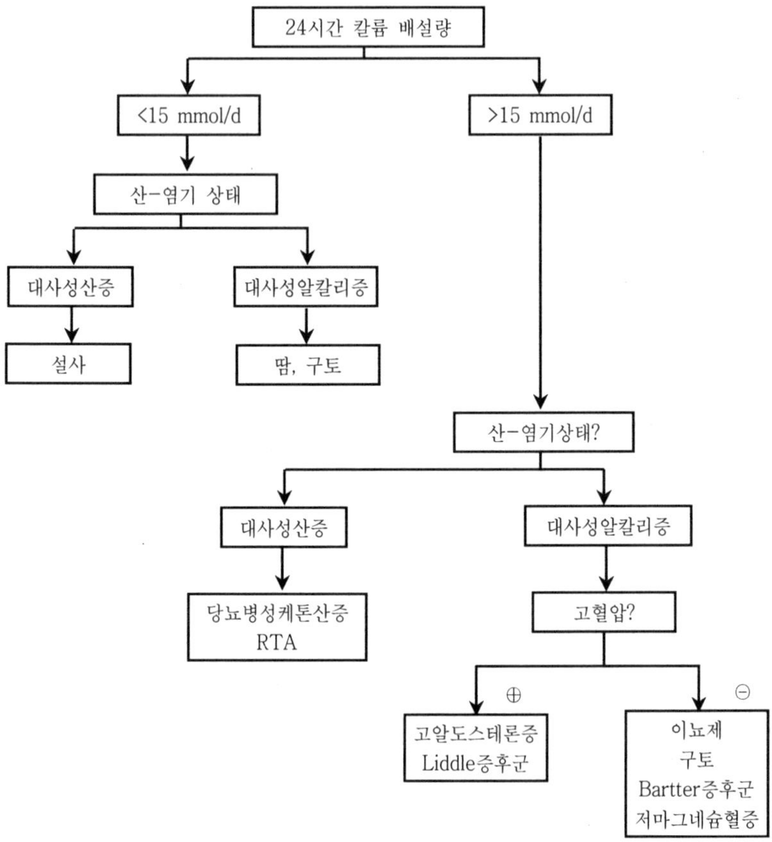

그림 2-3 저칼륨혈증의 진단을 위한 접근 방법

4) 치 료

치료의 목표는 ① 칼륨 부족을 교정하고, ② 더 이상의 칼륨 소실을 최소화하는 것이다. 칼륨 부족량은 혈장 칼륨 농도와 잘 일치하지는 않지만 대략 혈장 칼륨 농도가 1 mmol/L 감소하면 체내 칼륨 부족량은 약 200-400 mmol 정도로 추정된다. 그러나 세포 속으로 칼륨 이동의 변화가 있으므로 혈장 칼륨 농도를 자주 추시하여 치료 효과를 평가해야 한다. 칼륨제제의 선택은 대사성 알칼리증이 동반되어 있으면 KCl을 사용하고, 대사성 산증이 동반되어 있으면 $KHCO_3^-$ 혹은 K-citrate를 사용한다.

칼륨 공급의 안전한 통로는 경구로 투여하는 것이지만 저칼륨혈증이 심하거나 경구로 섭취가 어려운 경우에는 KCl을 경정맥으로 투여한다. 투여하는 칼륨 농도는 말초정맥으로는 40 mmol/L 이하, 중심정맥으로는 60 mmol/L 이하로 한다. 투여속도는 위급한 상황(근육마비, 악성 심실성 부정맥)이 아니라면 20 mmol/hour 이하로 유지한다. KCl을 포도당 용액에 혼합하여 투여하면 인슐린 작용에 의해 칼륨이 세포 속으로 이동하여 오히려 저칼륨혈증을 악화시킬 수도 있으므로 생리식염수에 혼합하여 투여한다.

3. 고칼륨혈증

1) 원 인

칼륨 섭취의 증가가 고칼륨혈증(P_K>5.0mmol/L)의 원인이 될 수 있지만 드물고, 대부분은 세포에서 방출되어 나오는 칼륨량의 증가 혹은 신장으로의 칼륨 배설 감소가 주요 원인이다(표 2-7). 가령 당뇨병성 신증에 의해 신기능이 감소되어 있는 경우에서 고칼륨혈증의 원인을 생각해 보면, 당뇨병성 신증에서 흔히 저레닌혈증성 저알도스테론혈증이 관찰되고 신기능 감소에 의해 칼륨 배설이 감소되며, 인슐린 결핍과 고혈당에 의해 세포에서 ECF로 칼륨 이동이 증가한다. 또한 동반되는 대사성 산증, ACE 억제제 및 베타차단제의 사용 등이 고칼륨혈증 발

표 2-7 고칼륨혈증(P_K>5.0mmol/L)의 원인

Ⅰ. 섭취증가(경구, 경정맥)

Ⅱ. 세포에서 ECF로 이동증가
  1. 가성고칼륨혈증
  2. 대사성산증
  3. 인슐린 결핍
  4. β-adrenergic blockade
  5. 조직이화작용(catabolism)
  6. 고칼륨주기적마비

Ⅲ. 신장으로 배설 감소
  1. 신부전
  2. 저알도스테론증

생에 복합적으로 작용할 수 있다. 간혹 채혈의 어려움이나 용혈, 심한 백혈구증가증이나 혈소판증가증이 있을 때 실제보다 혈장 칼륨이 높게 측정된다(pseudohyperkalemia). 이와 같은 가성 고칼륨혈증은 특별히 고칼륨혈증을 의심할 만한 증상이나 원인이 없는 경우에 생각해 볼 수 있고, 적절한 방법으로 채혈하고 혈청 대신에 혈장 칼륨 농도를 측정해 보면 정상인 것을 확인할 수 있다.

2) 임상 소견

쇠약감, 근육마비, 특징적인 심전도 소견(peaked T wave, QRS widening, sine wave pattern, 심실세동) 및 대사성 산증 등이 발생할 수 있다.

3) 진 단

만성적인 고칼륨혈증은 거의 언제나 칼륨 배설 장애(24시간 칼륨 배설량<200mmol/day, TTKG<10)가 원인이다. 그러나 가성 고칼륨혈증, 세포에서 ECF로 칼륨의 이동 증가, 고칼륨혈증을 유발할 수 있는 약물(ACE 억제제, NSAIDs) 복용력 및 과도한 칼륨섭취 여부를 확인할 필요가 있다.

4) 치 료

응급 치료가 필요한 심한 고칼륨혈증은 P_K>7.5 mmol/L, 심한 근육쇠약감 및 심전도 변화(P wave 소실, QRS widening, 심실부정맥)이다. 치료는 세포막 탈분극(depolarization)의 최소화(10% Ca-gluconate 10mL over 2-3min), 세포 속으로 칼륨 이동(10-20U RI + 25-50g glucose, $NaHCO_3$), 체내 칼륨 제거(이뇨제, cation-exchange resin, 혈액투석), 칼륨 섭취 제한, 고칼륨혈증을 유발할 수 있는 약물 중단 및 고칼륨혈증의 원인 치료 등이다.

3 산-염기 장애

1. 서 론

1) 정상 산-염기 항상성

동맥 혈액의 pH는 7.35-7.45로 일정하게 유지하기 위하여 세포 속과 밖에서의 화학적 완충, 호흡기에 의한 $PaCO_2$의 조절 및 신장에 의한 $[HCO_3^-]$의 조절 등이 작용한다. 호흡기에 의한 $PaCO_2$의 조절은 과다 호흡에 의한 저탄산혈증(hypocapnia)이나 과소 호흡에 의한 고탄산혈증(hypercapnia)으로 이루어진다. 신장에 의한 $[HCO_3^-]$의 조절은 여과된 HCO_3^-의 재흡수 및 적정산(titratable acid)과 암모늄(NH4+)의 형태로 H^+의 분비에 의해 이루어진다. pH와 $PaCO_2$, $[HCO_3^-]$의 관계는 Henderson-Hasselbalch 방정식으로 표현된다.

$$pH = 6.1 + \log \{[HCO_3^-] \div (PaCO_2 \times 0.03)\}$$

2) 산-염기 질환의 진단

일차성 산-염기 장애가 pH를 결정하고, 보상성(이차성) 산-

염기 변화는 일차성 산-염기 장애에 의해 결정된 pH를 정상에 가깝게 할 수는 있지만 정상 혹은 그 이상으로 변화시킬 수는 없다. 일차성 호흡성 산-염기 장애는 보상성 대사성 산-염기 변화를 유발하고, 일차성 대사성 산-염기 장애는 보상성 호흡성 산-염기 변화를 유발하며, 그 정도는 일정한 수치로 예상할 수 있다(표 3-1). 만약 예상되는 변화와 다른 경우에는 혼합 산-염기 장애(mixed acid-base disorder)를 시사한다.

표 3-1 일차성 산-염기 장애에 대한 보상성(이차성) 산-염기 변화

산-염기 장애	일차 변화	보상 반응
대사성 산증	↓ $[HCO_3^-]$	$[HCO_3^-]$ 1mEq/L 감소마다 $PaCO_2$ 1.2mmHg감소
대사성 알칼리증	↑ $[HCO_3^-]$	$[HCO_3^-]$ 1mEq/L 증가마다 $PaCO_2$ 0.7mmHg증가
호흡성 산증	↑ $PaCO_2$	
급성		$PaCO_2$ 10mmHg 증가마다 $[HCO_3^-]$ 1mEq/L 증가
만성		$PaCO_2$ 10mmHg 증가마다 $[HCO_3^-]$ 3.5mEq/L 증가
호흡성 알칼리증	↓ $PaCO_2$	
급성		$PaCO_2$ 10mmHg 감소마다 $[HCO_3^-]$ 2mEq/L 감소
만성		$PaCO_2$ 10mmHg 감소마다 $[HCO_3^-]$ 4mEq/L 감소

혼합 산-염기 장애는 2가지 이상의 산-염기 장애가 서로 독립적으로 혼재되어 있는 경우를 말한다. 가령 폐질환을 갖고 있는 환자가 대사성 산증이 발생하면 보상성 호흡 반응이 충분치 않아서 혼합 대사성 산증과 호흡성 산증이 초래된다. 또한 대사성 산증과 대사성 알칼리증이 혼합되어 pH가 정상인 경우에 음이온 차이{anion gap: $AG=Na^+-(Cl^-+HCO_3^-)$}의 증가는 대사성 산증의 존재를 시사한다. 그리고 안정제와 아스피린을 과

다 복용하면 대사성 산증과 호흡성 산증 혹은 호흡성 알칼리증이 발생한다. 한편 알코올 중독의 경우 대사성 산증(alcoholic ketoacidosis), 대사성 알칼리증(구토) 및 호흡성 알칼리증(간기능장애 혹은 알코올 중단에 의한 과다 호흡)의 3가지 산-염기 장애(triple acid-base disorder)가 혼합되어 발생할 수 있다.

산-염기 질환의 진단에 접근 방법은 다음과 같다.

① 동맥혈검사에서 pH를 확인하여 일차성 산-염기 장애를 결정한다.

산-염기 장애의 가장 흔한 대표적인 원인을 아는 것이 필요하다. 가령 대사성 산증(만성신부전, acetazolamide 과다 복용), 대사성 알칼리증(구토, 탈수, furosemide, thiazide 이뇨제 과다 복용), 호흡성 산증(만성 폐쇄성 폐질환, 안정제 과다 복용), 호흡성 알칼리증(폐렴, 폐혈증, 심부전) 등이 있다.

② 음이온 차이를 계산한다.

높은 음이온 차이의 4가지 원인(케톤산증, 젖산산증, 신부전, 독소)과 정상 음이온 차이(10-12 mmol/L)의 2가지 원인(HCO_3^-의 위장관 소실, 신세뇨관산증)을 숙지하여 감별에 활용한다.

③ 보상성 산-염기 변화를 평가한다(표 3-1).

④ $\triangle$AG과 $\triangle HCO_3^-$를 비교한다.

통상적인 높은 음이온 차이의 대사성 산증은 $\triangle AG/\triangle HCO_3^-$ ratio가 1-2이다. 그러나 그 비율이 1:1 미만이면 높은 음이온 차이와 정상 음이온 차이의 대사성 산증이 혼합된 산-염기장애(가령 심한 설사에 젖산산증이 동반되는 경우)를 시사한다. 그 비율이 2:1 이상이면 높은 음이온 차이의 대사성 산증과 대사성 알갈리증이 혼합된 산-염기 장애를 시사한다.

2. 대사성 산증

대사성 산증은 과다 호흡(Kussmaul 호흡)을 유발하고, 심근 수축력을 억제하며, 중추신경계 기능의 감소(두통, 졸음증, 혼미, 혼수)를 초래한다. 원인은 높은 음이온 차이의 대사성 산증과 정상 음이온차이의 대사성 산증으로 분류된다(표 3-2).

치료는 심한 대사성 산증(pH<7.15)일 때 $NaHCO_3$ 50-100 mEq를 30-45분 동안 경정맥으로 투여한다. 이 때 pH가 증가하면서 혈중 칼륨이 감소할 수 있으므로 주의를 요한다. $NaHCO_3$ 경정맥 투여의 목표는 [HCO_3^-] 10 mEq/L, pH 7.15이다.

표 3-2 대사성 산증의 원인

Ⅰ. 높은 음이온 차이
1. 젖산산증
2. 케톤산증
3. 신부전
4. 음독(아스피린, 알코올, 메탄올, 에틸렌글리콜)

Ⅱ. 정상 음이온 차이(고염소혈증성 산증)
1. HCO_3^-의 위장관 소실(설사)
2. HCO_3^-의 신장으로 소실(제2형 RTA)
3. H+의 신장으로 배설 장애(신부전, 제1형 RTA, 제4형 RTA)
4. NH_4Cl 섭취, 고영양수액제제 투여

(1) 높은 음이온 차이의 대사성 산증(high anion-gap acidosis)

원인을 감별하기 위하여 ① 약물 및 독소 복용력과 호흡성 알칼리증(아스피린 과다 복용), ② 당뇨병의 존재 유무(당뇨병성 케톤산증), ③ 알코올중독과 β-hydroxybutyrate 상승(알코올성 케톤산증), ④ 고질소혈증(요독성 산증), ⑤ 요중 옥살산(oxalate) 결정체(에틸렌글리콜중독), ⑥ 젖산이 축적되는 임상상황(저혈압, 쇼크, 심부전, 백혈병, 암, 약물 중독)의 존재(젖산산증) 등을 확인한다.

1) **젖산산증**(lactic acidosis)

쇼크, 심한 빈혈 및 일산화탄소 중독 등과 같은 조직으로의 산소공급의 감소(A형) 혹은 악성종양, 당뇨병, 신부전 및 간부전 등과 같은 혐기대사(anaerobic metabolism) 질환에 의해 발생하는(B형) L-젖산의 축적이다. 간혹 jejunoileal bypass나 장폐쇄가 있을 때 장세균에 의해 D-젖산이 축적하여 발생하는 경우도 있다.

치료는 원인 질환을 교정하고 조직관류를 회복시키는 것이 중요하다. 혈관수축제는 가능하면 피하는 것이 좋다. 알칼리 투여는 심한 대사성 산증(pH<7.15)인 경우를 제외하면 투여하지 않는 것이 바람직하다.

2) **케톤산증**(ketoacidosis)

① 당뇨병성 케톤산증

인슐린 의존성 당뇨병 환자에서 인슐린을 임의로 중단하거나 감염, 장염 및 심근경색증과 같이 인슐린 요구량이 갑자기 증가할 때 발생한다. 고혈당(>300mg/dL), 케톤산(acetoacetate, β-hydroxybutyrate)의 축적 및 AG의 상승이 관찰된다. 치료는 인슐린 투여가 필요하고, 알칼리 투여는 심한 대사성 산증(pH<7.10)인 경우를 제외하면 투여할 필요가 없다.

② **알코올성 케톤산증**

만성 알코올중독자가 갑자기 음주를 중단할 때 발생할 수 있고, 구토, 복통, 탈수 및 굶주림 등이 흔히 동반된다. 주로 β-hydroxybutyrate의 축적이므로 nitroprusside 케톤 반응(Acetest)으로 케톤이 잘 검출되지 않을 수 있다. 치료는 식염수와 포도당 수액(5% dextrose in 0.9% NaCl)으로 탈수를 교정하고, 동반되는 저인산혈증, 저칼륨혈증, 저마그네슘혈증, 상부위장출혈, 췌장염 및 폐렴 등을 교정하고 치료한다.

3) 약물 및 독소-유발 산증

① **아스피린**

혼합 대사성 산증-호흡성 알칼리증을 유발할 수 있다. 치료는 생리 식염수로 충분히 위세척을 시행하고 활성탄(activated charcoal)을 투여한다. 산혈증이 있는 환자에게는 아스피린 약물배설을 촉진시키기 위하여 소변을 알칼리화(urine pH>7.5)하기에 충분한 양의 $NaHCO_3$를 투여한다. 또한 저혈당이 발생할 위험 때문에 포도당 수액을 투여한다. 혼수상태이거나 혈중 살리실산염(salicylate) 농도가 높은 경우에는 혈액투석이 도움이 될 수 있다.

② **알코올**

가성 저나트륨혈증이 있거나 나트륨, 포도당 및 요소 이외의 오스몰(osmole)이 축적되면 오스몰 차이(osmolar gap = measured osmolality-calculated osmolality)가 정상(10-15 mmol/kg H_2O)보다 커진다. 가령 측정된 Posm이 계산된 삼투압($2Na^+$ + Glu/18 + BUN/2.8)보다 15-20 mmol/kg H_2O 이상 크면 만니톨, 방사

선 조영제, isopropyl alcohol, 에탄올, 메탄올, 에틸렌글리콜 및 아세톤 중독 등을 의심해 볼 수 있다.

③ **에틸렌글리콜**

에틸렌글리콜은 자동차 부동액으로 흔히 사용된다. 음독시 중추신경계, 심장, 폐 및 신장에 심한 손상을 초래하고, 높은 음이온차이와 오스몰 차이의 대사성 산증 및 요중 옥살산 결정체를 관찰할 수 있다. 치료는 즉각적인 생리 식염수를 투여하여 삼투성 이뇨를 유발하고 thiamine, pyridoxine 및 fomepizole (alcohol dehydrogenase inhibitor) 혹은 에탄올을 투여하며 혈액투석을 시행한다.

④ **메탄올**

대사물질인 포름알데히드(formaldehyde)와 포름산(formic acid)이 심한 시신경과 중추신경계 손상을 초래한다. 치료는 에틸렌글리콜 중독시 치료와 유사하다.

4) 신부전

만성신부전의 기능이 많이 나빠지면 정상 음이온 차이의 대사성 산증(GFR 20-50mL/min)에서 높은 음이온 차이의 대사성 산증(GFR<20mL/min)으로 변한다. 치료는 [HCO_3^-]가 20-24 mmol/L를 유지하도록 경구 알칼리(Na-citrate or $NaHCO_3$ 1.0-1.5 mmol/kg/day)를 보충한다.

(2) 정상 음이온차이의 대사성 산증(normal-AG acidosis)

알칼리가 위장관(설사)이나 신장(RTA)으로 소실될 때 [HCO_3^-]

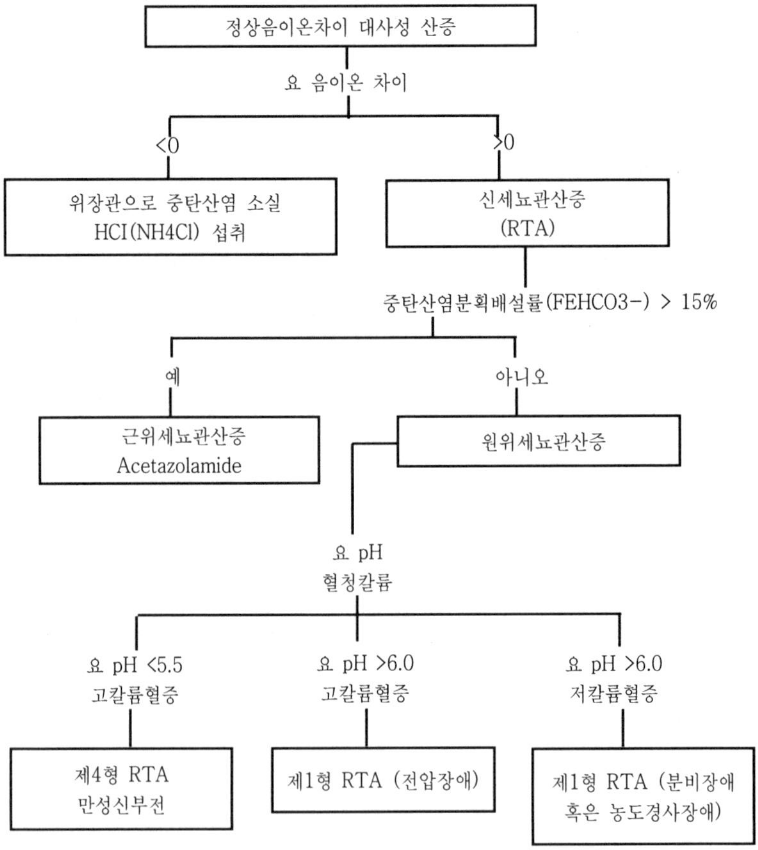

그림 3-1 정상 음이온 차이 대사성산증의 진단을 위한 접근 방법

는 감소하고 [Cl^-]는 증가하여 정상 음이온 차이의 고염소혈증 대사성 산증을 초래한다. 설사와 RTA의 감별점은 설사의 경우 소변으로 NH_4^+ 배설이 증가하고, RTA의 경우 감소한다. 소변으로 NH_4^+ 배설은 요음이온 차이{urine AG = $(Na^+ + K^+) - Cl^-$}로 추정할 수 있기 때문에 요음이온 차이가 음성이면 소변으로 NH_4^+ 배설의 증가를 의미하고 알칼리의 신장 이외(위장관) 소실(설사)을 암시한다. 이와 반대로 요음이온 차이가 양성이면 소변으로 NH_4^+ 배설의 감소를 의미하고 알칼리의 신장 소실(RTA)을 암시한다. 제1형 및 제2형 RTA와 달리 제4형 RTA(저레닌 저알도스테론증)는 고칼륨혈증이 차이점이다(그림 3-1). 제4형 RTA의 원인질환으로 당뇨병성 신증, 세뇨관간질성 신질환, 신부전(경증-중등도), ACE 억제제 및 NSAIDs 등이 있다.

3. 대사성 알칼리증

1) 발병 기전

대사성 알칼리증은 HCO_3^-의 획득이나 산의 소실로 시작하지만(generative stage) 대사성 알칼리증이 유지되기 위해서는(maintenance stage) 탈수, 신기능장애, 염소 및 칼륨 결핍이나 고알도스테론증과 같은 신장에서의 알칼리 배설 장애가 존재한다.

2) 감별 진단

대사성 알칼리증의 원인을 감별 진단하기 위하여 ECF 체액량, 혈압, 칼륨 결핍 여부, 레닌-알도스테론계 상태를 평가할 필요가 있다. 가령 ECF 체액량 감소, 정상 혈압, 저칼륨혈증, 고레닌혈증 및 고알도스테론혈증이 있는 경우는 구토, 이뇨제, 저마그네슘혈증, Bartter 혹은 Gitelman 증후군 등을 감별해야 하고 소변의 [Cl^-]와 이뇨제 약물 측성이 감별에 도움이 된다. 또한 ECF 체액량 증가, 고혈압 및 저칼륨혈증이 있는 경우는 레닌-알도스테론계 상태에 따라 신혈관협착증(고레닌, 고알도스테론), 원발성 알도스테론증(저레닌, 고알도스테론) 및 Liddle

표 3-3 대사성 알칼리증의 원인

Ⅰ. 외부로부터 HCO_3^-의 획득

Ⅱ. ECF체액량 감소, 정상혈압, 칼륨결핍, 이차성 고레닌 고알도스테론증
  1. 위장관 (구토)
  2. 신장 (이뇨제, 마그네슘 결핍, Bartter증후군, Gitelman 증후군)

Ⅲ. ECF체액량 증가, 고혈압, 칼륨결핍,
  1. 고레닌 고알도스테론증
    - 신혈관협착증
  2. 저레닌 고알도스테론증
    - 원발성 알도스테론증
    - 쿠싱 증후군
  3. 저레닌 저알도스테론증
    - Liddle증후군

증후군(저레닌, 저알도스테론) 등을 감별해야 한다(표 3-3).

3) 임상 소견

주로 중추신경계와 말초신경계의 증상으로 저칼슘혈증의 증상과 유사하다. 의식장애, 경련, 이상감각, 부정맥 악화 등이 있다.

4) 치 료

치료의 방향은 [HCO_3^-] 획득이나 [H^+] 소실의 원인을 교정하고(H_2 수용체 차단제 투여, 이뇨제 사용중단), 신장에서의 알칼리 배설 장애 요인(탈수, 저칼륨혈증)을 제거하는 것이다. 그밖에 필요한 경우에 acetazolamide, 0.1*N* HCl, NH_4Cl 및 혈액투석 치료를 고려할 수도 있다.

4. 호흡성 산증

호흡성 산증은 심한 폐질환, 호흡 근육 장애, 기도 폐쇄 및 중추성 호흡 억제 등이 원인이다. 임상 소견은 호흡성 산증의 심한 정도, 기간, 원인 질환 및 저산소혈증 유무 등에 의해 다양하다. $PaCO_2$의 급격한 상승은 불안, 호흡 곤란, 환각, 정신병 및 혼수 등을 초래하고, 만성적인 고탄산혈증(hypercapnia)은 두통, 수면 장애, 건망증, 졸림, 성격 및 행동 장애 등을 초래한다. 치료는 기도 유지 및 적절한 환기(ventilation)를 해주고, 아울러 원인 질환을 찾아 교정한다. 산소 투여는 이산화탄소의 축적으로 이어질 수 있기 때문에 조심스럽게 조절해야 하고, 고탄산혈증 또한 너무 급격히 교정하면 급성 호흡성 알칼리증과 동일한 합병증(부정맥, 뇌관류 감소, 발작)이 발생할 수 있으므로 주의를 요한다.

5. 호흡성 알칼리증

호흡성 알칼리증은 저산소혈증, 기계 호흡(mechanical vetilation) 및 중추성 호흡 자극(심인성, 간부전, 폐혈증, 아스피린 중독) 등이 원인이다. 임상 소견은 호흡성 알칼리증의 심한 정도, 기간, 원인질환 등에 의해 다양하다. $PaCO_2$의 급격한 감소로 인한 뇌관류의 감소는 어지럼증, 부정맥, 혼수 및 발작 등을 초래하고, 과다호흡증후군(hyperventilation syndrome)은 감각 이상, 입술 주위 저림, 가슴답답증 및 어지럼증 등을 호소하고, 심하면 강직(tetany)이 나타난다. 과다 호흡이 있는 환자에서 정상 탄산 상태(normocapnia)와 저산소혈증이 관찰되면 급성호흡부전이 발생할 가능성이 크므로 신속히 호흡 근육 피로 유무를 평가하여 조치해야 한다. 치료는 원인 질환을 찾아 교정한다. 과다 호흡 증후군의 경우는 안심시키기(reassurance). 정신과적 스트레스의 완화, 심하면 종이 주머니를 이용한 재호흡(rebreathing) 등이 도움이 된다.

4 신장 손상에 대한 적응 기전

(신장 손상이 신장 배설 기능에 미치는 영향)

1. 네프론 소실이 신장 배설 기전에 미치는 영향

1) 사구체 여과율(GFR) 감소

신장 손상에 의한 네프론 소실은 전체 여과 면적의 감소를 초래하여 결과적으로 GFR이 감소한다.

2) 사구체 적응

살아 남은 네프론은 보상적 과여과(hyperfiltration)와 사구체 비대(hypertrophy)가 초래된다. 전체 네프론 소실이 50%를 넘지 않으면 20-30년이 경과해도 보상적 과여과와 사구체 비대가 임상적으로 문제가 되지 않으나, 50% 이상의 네프론이 소실되면 살아 남은 네프론에 과도한 부담이 되어 이로 인한 네프론 소실이 지속적으로 발생한다.

3) 손상되지 않은 네프론 가설 및 사구체 세뇨관 균형

손상되지 않은 네프론 가설(intact-nephron hypothesis)이란 반

성신부전의 신기능 감소가 지속되어도 살아 남은 네프론은 사구체 세뇨관 균형(glomerulotubular balance)과 같은 네프론의 정상 기능들을 온전하게 유지한다는 가설이다. 사구체 세뇨관 균형이란 사구체 여과율의 변화에 비례하여 세뇨관 재흡수율이 변화하는 현상이다. 가령 사구체 여과율이 감소하면 세뇨관 재흡수율도 감소하여 만성신부전이 말기에 도달할 때까지도 하루 요량은 대략 1-2 리터로 일정하게 유지된다.

2. 사구체여과율 감소에 따른 용질의 혈중 농도 변화 유형

① 무적응 (no regulation 혹은 no adaptation, A 곡선)

요소(urea: BUN), 크레아티닌(creatinine: P_{Cr})과 같이 사구체 여과율이 50% 이하로 감소하면 급속히 혈중 농도가 증가하는 유형을 무적응이라 한다.

② 부분적 적응(limited regulation 혹은 partial adaptation, B 곡선)

인산(PO_4^{3-}), 요산(urate), 산(H^+)과 같이 사구체 여과율이 감소하더라도 잘 적응하다가 정상의 25% 이하로 감소하면 급속히 혈중 농도가 증가하는 유형을 부분적 적응이라 한다.

③ 완전한 적응(complete regulation 혹은 complete adaptation, C 곡선)

나트륨(sodium: Na^+), 염소(Cl^-), 칼륨(K^+)과 같이 사구체 여과율이 5% 미만으로 감소하여도 혈중 농도가 유지되는 유형을 완전한 적응이라 한다(그림 4-1).

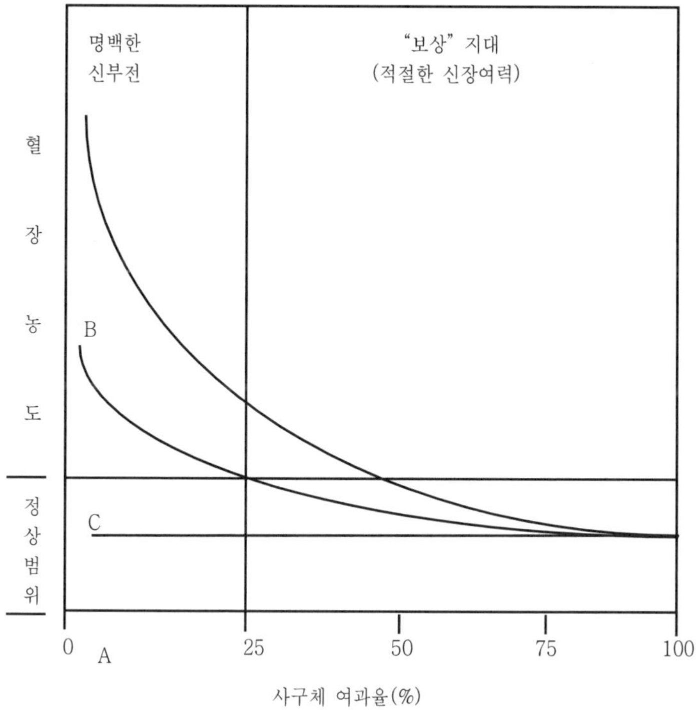

그림 4-1 사구체여과율 감소에 따른 용질의 혈중 농도 변화 유형

3. 네프론 소실에 대한 세뇨관 운반 기전의 적응

1) 염분과 수분

네프론 소실에 대한 용질과 수분의 세뇨관 운반 기전은 정상 신기능의 경우와 양적으로는 차이가 있을지라도 기본적(질적)으로는 차이가 없다.

사구체 여과량의 2/3 정도가 근위 세뇨관에서 등장성으로 재흡수된다. 이동하는 주요 용질은 Na^+, Cl^-, HCO_3^-, 당, 아미노산, 각종 유기용질 등이다. 헨레 고리 수질 비후상행각(mTAL: medullary thick ascending limb)의 Na^{+}-K^{+}-$2Cl^{-}$ 전달체(furosemide, bumetanide, ethacrynic acid, torsemide와 같은 이뇨제 작용 부위)에서 염분의 능동적 재흡수가 이루어진다. 이 부위에서는 수분의 이동이 없어 간질에 염분이 축적된다. 또한 원위 세뇨관의 Na^{+}-Cl^{-} 전달체(thiazides, metolazone과 같은 이뇨제 작용 부위)에서 염분의 능동적 재흡수가 이루어진다. 이 부위에서 수분의 이동은 항이뇨호르몬인 arginine vasopressin (AVP)의 작용에 따라 좌우된다. 피질 집합 세뇨관(cortical collecting tubule)의 epithelial Na^{+} channel(ENaC: 알도스테론 작용 부위: spironolactone, amiloride, triamterine과 같은 이뇨제 작용 부위)에서 나트륨의 능동적 재흡수가 이루어진다. 이 부위에서 수분의 이동도 AVP의 작용에 따라 좌우되고, 작용의 민감도는 원위 세뇨관보다 더 뚜렷하다.

2) 네프론 소실이 염분 운반에 미치는 영향

네프론 소실에 의해 사구체 여과율이 감소하면 그만큼 염분의 분획 배설률(fractional excretion of filtered NaCl)이 증가하기 때문에 사구체 여과율이 정상의 5% 미만이라도 혈중 나트륨 농도는 정상 범위내로 유지된다(완전한 적응: C 곡선).

그 기전으로 ① 사구체 여과율이 감소하여 발생하는 만성신부전에서 흔히 동반되는 고혈압, 저알부민혈증에 의해 세뇨관 주위 모세혈관의 압력이 증가하고, 삼투압은 감소하며, 그 결과 초래되는 Starling forces의 변화는 근위 세뇨관에서 염분과 수분의 재흡수를 감소시킨다. ② 나트륨 배설 촉진 호르몬(natriuretic hormones: ANP, prostaglandin E2)의 활성화, ③

요독증에서 관찰되는 Na^+-K^+-ATPase의 억제, ④ 네프론 당 용질(삼투압) 부하의 증가에 따른 강제적 용질 소실(solvent drag phenomenon) 및 이뇨(osmotic diuresis), ⑤ 만성적 진행으로 요세관의 파괴에 의한 나트륨 운반체의 소실이나 구조적 장애(만성 신우신염, 만성 요세관간질 신염, 다낭신, 수질 낭종)와 같은 염분 소실 신장병증 등에 의한다.

3) 네프론 소실이 수분 재흡수에 미치는 영향

염분의 경우처럼 수분도 사구체 여과율이 감소하면 그만큼 수분의 분획 배설률이 증가하기 때문에 사구체 여과율이 정상의 5% 미만이라도 체액량은 일정하게 유지될 수 있다.

한편 신기능이 저하하게 되면 집합관에서 항이뇨호르몬인 AVP의 작용이 저하하고 수질의 고삼투질 농도가 유지되지 않아 요농축 기능이 저하된다. 따라서 정상인에서는 밤에 수면중에는 물의 섭취가 없어 탈수 상태로 항이뇨호르몬이 증가하여 요량을 줄이지만, 신기능이 저하된 환자에서는 야뇨(nocturia)가 조기 신부전의 증상으로 나타난다. 또한 신기능 저하가 진행되면 희석능도 저하하여 과도한 수분 섭취에 수분 과잉(저나트륨혈증)이 쉽게 나타난다. 따라서 만성신부전 환자의 경우에 과도한 수분 제한이나 수분 섭취 모두 바람직하지 않다.

정상 신기능의 경우와 만성신부전의 수분 배설을 요 삼투질 농도와 요량의 측면으로 생각하면 다음과 같다. 하루 배설할 삼투질 부하는 두 경우 모두 대략 각각 600 mosmol이다. 그러나 요 삼투질 농도는 정상 신기능의 경우 40-1200 mosmol/kg이지만 만성신부전에서는 250-350 mosmol/kg로 범위가 좁다. 따라서 정상 신기능의 경우에 하루 요량은 수분 섭취량에 따라

0.5-15 L이지만 만성신부전에서는 1.7-2.4 L로 범위가 좁다. 그러나 만성신부전 환자의 경우 염분과 수분 섭취를 제한하는 때가 많고, 혈류량의 저하 등 여러 요인에 의해 요량이 정상보다 적을 때가 많다.

4) 칼 륨

네프론 소실에 의해 사구체 여과율이 감소하면 그만큼 칼륨의 분획 배설률이 증가하기 때문에 사구체 여과율이 정상의 5% 미만이라도 혈중 칼륨 농도는 정상 범위내로 유지된다(완전한 적응: C 곡선).

그 기전으로 ① 만성신부전이 진행하면 가장 에너지를 많이 사용하는 헨레 고리 mTAL의 NKCC2(Na^+-K^+-$2Cl^-$ 전달체)가 파괴되어 칼륨 재흡수가 감소, ② 알도스테론의 증가에 따른 칼륨 배설 증가, ③ 네프론 당 용질(삼투압) 부하의 증가에 따른 강제적 용질 소실(solvent drag phenomenon), ④ 그밖에 알도스테론에 의한 대장에서 칼륨 배설 증가(신기능이 정상이면 대장을 통해 배설되는 칼륨의 양은 10% 미만에 불과하지만 신기능 저하가 있으면 30-40%로 증가) 등에 의한다.

5) 인산염 및 칼슘

정상 신기능의 경우 사구체에서 여과된 인산염의 약 80-90% 대부분이 근위 세뇨관에서 재흡수된다.

네프론 소실에 의해 사구체 여과율이 감소하면,

① 인산염 저류 → 뼈에 인산칼슘 침착 → 혈중 칼슘 농도 감소 → 부갑상선호르몬 분비 증가(이차성 부갑상선기능항진증) → 뼈에서 칼슘을 유리시켜 혈중 칼슘 농도를 정상화하지

만 신성 골이영양증(renal osteodystrophy)을 초래하고(불평등 교역 가설: trade off hypothesis), 근위 세뇨관에서 인산염 재흡수 억제에 의한 배설 증가로 혈중 인산염의 농도를 저하시킨다. 그러나 사구체 여과율이 정상의 25% 미만으로 저하되면 인산염의 저류가 심해져서 혈중 인산염 농도가 증가하고 칼슘 농도가 저하하게 된다(부분적 적응: B 곡선)

② 신장에서 비타민 D의 1,25-dihydroxyvitamin D(비타민 D3)로의 활성화 감소, 부갑상선에서 비타민 D3 수용체 감소 → 혈중 칼슘 농도 감소, 인산염 농도 증가, 부갑상선 호르몬 분비 증가(이차성 부갑상선 기능 항진증)

6) 산(수소이온)과 중탄산염

네프론 소실에 의해 사구체 여과율이 감소하면 초기(사구체 여과율이 정상의 50%)에는 인산염이나 황산염과 같은 음이온과 산(수소이온)의 축적은 뚜렷하지 않지만 근위 세뇨관에서 중탄산염의 재흡수는 감소하여 정상 음이온차성 대사성산증이 나타날 수 있다. 사구체 여과율이 정상의 25% 미만으로 저하되면 인산염이나 황산염과 같은 음이온과 산의 체내 축적으로 고음이온차성 대사성산증이 된다. 배설되지 못한 산은 뼈의 탄산칼슘과 인산칼슘에서 중화되고 그 결과 신성 골이영양증을 초래한다.

5 급성신부전

1. 정 의

급성신부전(acute renal failure: ARF)은 사구체 여과율이 수시간-수일만에 빠르게 감소하는 임상 증후군이다. 혈청 크레아티닌 농도의 기저치가 2.5 mg/dL 미만이면 혈청 크레아티닌 농도가 0.5 mg/dL의 급성 및 지속적인 증가가 있을 때, 또는 기저 혈청 크레아티닌 농도가 2.5 mg/dL 이상이면 혈청 크레아티닌 농도가 20% 이상 상승시 급성신부전으로 정의할 수 있나.

급성신부전은 발생 기전에 따라 3가지로 분류된다. ① 신장으로 관류저하에 의해 발생하는 신전성 급성신부전(prerenal ARF), ② 신장 실질의 손상에 의해 발생하는 신성 급성신부전(renal ARF), ③ 요로폐쇄에 의해 발생하는 신후성 급성신부전(postrenal ARF)

2. 원인 및 병태 생리

1) 신전성 급성신부전(prerenal ARF)

신장 실질에 손상이 없기 때문에 신장으로 관류저하를 교정하면 급속히 호전된다. 그러나 신장으로 관류 저하 상태가 심하게 지속되면 신장 실질의 허혈성 손상에 의해 발생하는 신성 급성신부전이 초래된다. 그러므로 신전성 급성신부전과 허혈성 급성 세뇨관 괴사(acute tubular necrosis: ATN)는 신장 관류저하 증후군(renal hypoperfusion syndrome)이라는 스펙트럼의 일부라고 할수 있다.

체액량 감소, 심박출량 감소 등에 의해 혈압이 감소하면 경동맥과 심장에 있는 압력 수용체가 이를 인지하여, 그 결과 소위 교감신경계(norepinephrine), 레닌-안지오텐신-알도스테론계(angiotensin II), AVP 등과 같은 신경계 및 호르몬(hypovolemic hormone)들이 활성화된다. 이러한 물질들은 근육, 피부, 내장 등의 혈관 수축을 통해 생명유지에 필수적인 심장과 뇌의 혈액 순환을 유지하고, 땀분비 억제, 갈증 유발, 신장을 통한 염분 및 수분 배설을 억제한다.

신장의 들세동맥(afferent arteriole)은 자동 조절 기전과 혈관 확장 프로스타글란딘(prostaglandin E2, prostacyclin) 생성으로 확장되고, 날세동맥(efferent arteriole)은 안지오텐신 II에 위해 수축되어 사구체 여과율이 유지된다. 이러한 보상 반응은 수축기 혈압이 80 mmHg 미만으로 떨어지면 역부족으로 사구체 여과율이 감소되고, 들세동맥의 자동 조절 기전이 저하된 경우(노인, 고혈압성 신경화증, 당뇨병성 신증, NDAIDs 사용), 날세동맥 수축 억제(ACE 억제제 및 ARB 사용)가 있는 경우에는 수축기 혈압이 80 mmHg 미만까지 떨어지지 않아도 사구체 여과율이 감소될 수 있다. 그 결과 잘 보상되고 있는 신장 관류저하(compensated renal hypoperfusion)는 신전성 급성신부전, 심한 경우(ischemic hypoperfusion)에는 허혈성 신성 급성신부전, 극단적인 경우(extreme ischemic hypoperfusion)에는 신피질 괴사(renal cortical necrosis)에 의한 비가역적 신부전으로 진행될 수 있다(그림 5-1).

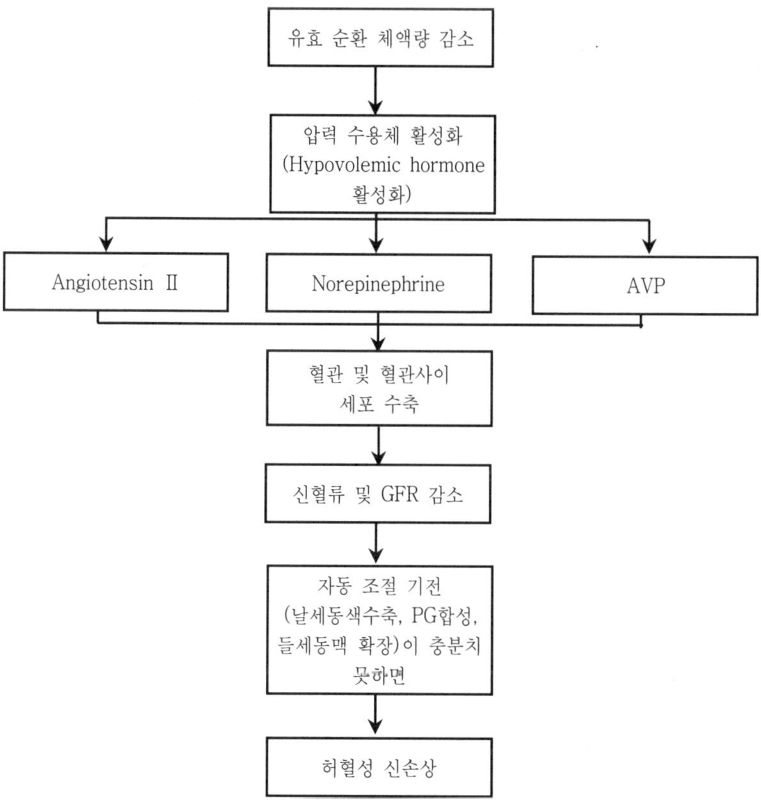

그림 5-1 신전성 급성신부전 및 허혈성 급성 세뇨관 괴사의 병태 생리

표 5-1 급성신부전의 분류와 주요 원인

Ⅰ. 신전성 급성신부전
  1. 혈량 저하증: 탈수, 출혈
  2. 심박출량 감소
  3. 신장/전신혈관 저항 비율의 변화
    (1) 전신 혈관 확장: 패혈증, 아나필락시스
    (2) 신장 혈관 수축: 에피네프린, 시클로스포린
    (3) 간신 증후군(hepatorenal syndrome)
Ⅱ. 신성 급성신부전
  1. 양측성 신혈관 폐쇄
    (1) 신동맥 폐쇄: 죽상경화판(atherosclerotic plaque), 혈전증, 색전증
    (2) 신정맥 폐쇄: 혈전증
  2. 사구체 및 미세혈관 질환
    (1) 급성 사구체신염
    (2) 혈관염
    (3) HUS, TTP, DIC, 임신중독증, 가속고혈압, 피부경화증
  3. 급성 세뇨관 괴사
    (1) 허혈: 신전성 급성신부전과 동일
    (2) 독소
      - 외인성: 방사선조영제, 사클로스포린, 아미노글리코사이드, 시스플라틴
      - 내인성: 횡문근융해증, 용혈
  4. 급성세뇨관 간질성 신염
    (1) 알레르기: 항생제(β-lactams, trimethoprim, rifampicin), NSAIDs
    (2) 감염: 급성신우신염, 렙토스피라병, 거대세포바이러스, 캔디다증
    (3) 침윤: 림프종, 백혈병, 사르코이드증
    (4) 특발성
  5. 세뇨관 침착 및 폐쇄
    (1) 골수종 단백질
    (2) 요산
    (3) 옥살산염
Ⅲ. 신후성 급성신부전
  1. 요관: 결석, 암, 후복막섬유증
  2. 방광경부: 양성전립선비대, 신경인성방광, 결석, 암
  3. 요도: 협착, 선천성판막

2) 신성 급성신부전(renal ARF)

신장 실질의 손상이 이미 와 있기 때문에 손상의 원인을 제거해도 회복은 1-2주 소요된다. 허혈성 신손상에 가장 취약한 부위는 근위 세뇨관의 말단 수질 부위와 헨레 고리 수질 비후 상행각(mTAL)으로, 능동적 용질 수송에 많은 에너지와 산소를 필요로 하는 부위이기도 하다.

신독성 신손상은 신독성 물질의 농도와 노출 기간뿐만 아니라 여러 선행 요인(노인, 만성신부전, 신장으로 관류 저하, 다른 신독성 물질 병용)이 동반될 때 발생 빈도가 증가한다. 발생 기전은 신장 내부 혈관 수축(조영제, cyclosporine, tacrolimus), 세뇨관 상피세포에 직접 독성(항생제, 항암제), 세뇨관 상피세포에 직접 독성과 신장 내부 혈관 수축(미오글로빈, 혈색소) 등이 있다. 신장이 여러 약물이나 독성 물질에 취약한 요인은 많은 혈류량, 넓은 표면적, 능동적 전달 체계, 농축 기전 등이 있다.

신성 급성신부전의 원인은 표 5-1에 제시된 4가지 주요 유형(양측성 신혈관 폐쇄, 사구체 및 미세혈관 질환, ATN, ATIN)과 그밖에 세뇨관 폐쇄(myeloma cast, 고요산뇨증, 고옥살산뇨증), 이식신 거부 반응 등이 있다.

3) 신후성 급성신부전(postrenal ARF)

가장 흔한 원인은 방광 경부 폐쇄이고 주로 전립선 질환, 신경인성 방광에 의해 빌생한다. 급성 요로폐쇄는 초기에는 신혈류량이 증가하지만, 곧 이어 세동맥 혈관 수축과 사구체 여과율의 감소가 초래된다.

3. 진단을 위한 접근 방법: 임상 소견 및 감별 진단

1) 신부전 발견

신부전은 사구체 여과율이 감소된 상태로 혈청 크레아티닌 농도의 증가로 쉽게 확인할 수 있다.

2) 급성신부전 진단

신부전(고질소혈증)이 발견되면 급성(ARF)과 만성(CRF)을 감별한다. 급성신부전은 혈청 크레아티닌 농도의 증가가 최근에 발생했음을 확인하면 진단할 수 있지만 확실하지 않으면 만성신부전을 시사하는 신장 크기의 감소, 신성 골이영양증의 존재 여부로 간접적으로 진단한다. 한편 만성신부전에 급성신부전(ARF on CRF)이 병발한 경우에는 만성신부전을 시사하는 소견과 혈청 크레아티닌 농도의 최근 증가가 같이 관찰된다.

3) 급성신부전 원인별 주요 유형의 감별 진단

표 5-2 급성신부전 원인별 주요 유형의 감별 진단

원 인	임상 소견	요검사	기 타
I. 신전성 급성신부전	유효순환체액량감소	Hyaline casts FENa < 1% UNa <10 mmol/L 요비중 > 1.018	신장관류가 회복되면 급성신부전이 급속히 호전된다.
II. 신성 급성신부전			
A. 양측성신혈관폐쇄			
1. 신동맥혈전증	심방세동 혹은 최근에 심근경색병력: 옆구리 통증		LDH상승, 신스캔, 신혈관조영
2. 죽종성색전 (atheroembolism)	50세 이상, 최근 대동맥시술 받음, 망막플라크, 자반, 그물울혈반 (livedo reticularis)	호산구뇨증 (eosinophiluria)	호산구증가증, 보체감소, 피부생검, 신생검

3. 신정맥혈전증	신증후군 혹은 폐색전증: 옆구리통증		신정맥조영
B. 사구체 및 미세혈관 질환			
1. 급성사구체신염/혈관염	합당한 병력, 핍뇨, 부종, 고혈압	단백뇨, 혈뇨, 적혈구 혹은 과립원주(active urine sediment)	C3감소, ANA, ASO, ANCA, cryoglobulins, anti-GBM Ab, 혈액배양, 신생검
2. HUS/TTP	합당한 병력, 발열, 창백, 반상출혈 (ecchymoses), 신경학적 이상 소견	정상	빈혈, 혈소판감소, 뷰열적혈구(schistocytes), LDH상승, 신생검
3. 악성고혈압	중증고혈압, 두통, 심부전, 신경학적 기능장애, 시각신경유두부종(papilledema)	단백뇨, 혈뇨, 적혈구원주	혈압조절로 급성신부전의 호전
C. 급성세뇨관괴사			
1. 허혈	최근에 출혈, 저혈압, 수술	갈색과립원주 FENa > 1% UNa > 20 mmol/L 요비중 < 1.015	
2. 외인성 독소	최근에 방사선조영제검사, 신독성항생제 혹은 항암제사용, 흔히 체액감소, 패혈증, 만성신부전 동반됨	갈색 과립원주 FENa > 1% UNa > 20 mmol/L 요비중 < 1.015	
3. 내인성 독소			
(1) 횡문근융해증	횡문근융해증을 시사하는 병력(경련, 혼수, 에탄올남용, 외상)	요검사 혈액(heme)반응: 양성	고칼륨혈증, 고인산혈증, 저칼슘혈증, 고요산혈증, 혈청미오글로빈과CPK(MM)증가
(2) 용혈	용혈을 시사하는 병력(수혈)	핑크색 소변, 요검사혈액(heme) 반응;양성	고칼륨혈증, 고인산혈증, 저칼슘혈증, 고요산혈증, 핑크색혈장, 혈장헤모글로빈;양성
D. 급성세뇨관간질성신염			
1. 알레르기간질성신염	최근 약물 복용력, 발열, 발진, 관절통	단백뇨, 혈뇨, 무균성농뇨, 산구뇨증, 백혈구원주	호산구증가증, 피부생검(백혈구파괴혈관염; leukocytoclastic vasculitis), 신생검
2. 양측성급성신우신염	발열, 옆구리통증 및 압통	농뇨, 세균뇨	소변 및 혈액 배양
E. 세뇨관 침착 및 폐쇄			
1. 골수종 단백질	골수종을 시사하는 병력(뼈통증)	Dipstick-음성 단백뇨	혈청 및 소변의 monoclonal spike
2. 요산	종양 용해를 시사하는 병력(최근 항암치료)	요산염 결정	고칼륨혈증, 고인산혈증, 고요산혈증
3. 옥살산염	에틸렌글리콜 음독병력	옥살산염 결정	독성검사, 대사성산증, 오스몰차이
III. 신후성 급성신부전	복통 혹은 옆구리통증, 치골상부팽만		KUB, USG, IVP, RGP, AGP, CT

① 임상 소견

선행 질환 혹은 신독성 약제 사용 등의 병력이 중요하다.

신전성 급성신부전을 시사하는 체액량 감소 소견은 갈증, 저혈압, 빈맥, 중심정맥압 감소, 점막 및 피부 건조증, 요량 및 체중 감소 등이다. 또한 유효 순환 체액량 감소는 심부전, 간부전, 폐혈증 등이 있을때 동반될 수 있다.

허혈성 신성 급성신부전은 체액량 감소가 교정된 후에도 급성신부전이 지속될 때 가능성이 있다. 신독성 신성 급성신부전의 진단은 방사선 조영제 및 약물 사용을 세밀히 검토해야 한다. 허혈성 및 신독성 ATN이 신성 급성신부전 원인의 90% 이상이지만 다른 원인에 의한 신성 급성신부전의 가능성도 감별해야 한다.

요량에 따라 핍뇨성 급성신부전(<400 mL/일), 비핍뇨성 급성신부전(>400 mL/일)으로 구분할수 있다. 무뇨(<100 mL/일)의 경우에는 신피질괴사, 혈류 폐쇄, 요로폐쇄를 감별할 필요가 있고, 요량의 변동이 심한 경우에는 부분 요로폐쇄의 가능성을 생각해 볼 수 있다.

② 요검사

요침사 소견으로 과립 원기둥(granular casts)은 ATN을 시사하고, 적혈구 원기둥(RBC casts)은 AGN을 시사하며, 배양음성 농뇨나 백혈구 원기둥(WBC casts)은 AIN을 시사한다.

여러 요지표들이 신전성과 신성 급성신부전의 감별에 유용하다(표 5-3). 그중에서 나트륨 분획 배설율이 가장 유용하다. 가령 신전성 급성신부전에서 $FE_{Na} < 1\%$이고, 신성 급성신부전에서 $FE_{Na} > 1\%$이다. 그러나 이뇨제 복용중이거나 중탄산염뇨증

(bicarbonaturia), 염분 소실 신장 질환 등이 동반되어 있는 경우에는 신전성 급성신부전에서도 FE_{Na} > 1%이고, 요로폐쇄, 사구체신염, 혈관염 등에 의한 경우에는 신성 급성신부전에서도 FE_{Na} < 1%이다.

표 5-3 신전성과 신성 급성신부전의 감별에 유용한 요 지표

요 지표	신전성 고질소혈증	신성 급성신부전
FE_{Na}(%)*	<1	>2
U_{Na}(mmol/L)	<20	>40
U_{Cr} / P_{Cr}	>40	<20
UUN/BUN	>8	<3
요비중	>1.020	~1.010
Uosm(mosm/kg H_2O)	>500	<350
BUN / P_{Cr}	>20	<10-15
Renal failure index#	<1	>1-2
요침사	Hyaline casts	Muddy brown granular casts

$$* \ FE_{Na}(\%) = \frac{U_{Na} \times P_{Cr}}{P_{Na} \times U_{Cr}} \times 100$$

$$\# \ \text{Renal failure index} = \frac{U_{Na}}{U_{Cr} / P_{Cr}}$$

③ 기타

혈청 크레아티닌 농도의 변화는 급성신부전 원인에 따라 다르다. 방사선 조영제에 의한 급성신부전은 1-2일내에 혈청 크레아티닌 농도가 상승하여 3-5일째에 최고치에 도달하고 5-7일째에 정상으로 회복된다. 반면에 허혈성 신성 급성신부전은 7-10일째에 최고치에 도달하고, 신독성 급성신부전은 신독성 약물(aminoglycoside, cisplatin)에 노출 1주일 이후에 혈청 크레아티닌 농도가 상승하기 시작한다.

급성신부전에서 초음파 촬영은 만성신부전과의 감별, 요로폐쇄 및 혈류 폐쇄의 진단에 필요하다.

급성신부전에서 신생검은 신전성 및 신후성 급성신부전에서는 금기이다. ATN의 경우에는 병리 소견이 비특이적이어서 신생검이 대부분 필요하지 않다. 그러나 AGN, 혈관염, HUS, TTP, AIN이 의심되는 경우, 신부전이 회복되지 않고 지속되는 경우, 원인 미상의 급성신부전의 경우에는 신생검을 고려해 볼 수 있다.

4. 합병증

만성신부전에서 관찰되는 합병증과 유사하나 급성으로 발생한다는 차이점이 있다. 합병증의 정도는 신부전 정도와 이화대사 상태에 따라 다르다. 이화대사성 급성신부전(catabolic ARF)에서는 하루 혈중 크레아티닌 상승이 2.0 mg/dL 이상 증가하고, 칼륨 상승과 대사성 산증 등의 진행 속도가 빠르다.

1) 요독증

2) 체액 증가와 저나트륨혈증

3) 전해질 불균형

① 고칼륨혈증, 고인산혈증

횡문근융해증, 용혈 및 종양용해증후군에 동반된 급성신부전, 이화대사성 급성신부전(catabolic ARF)에서 더욱 심하다.

② **저칼슘혈증**

고인산혈증에 의한 전이석회화, 부갑상선 호르몬 저항성, 1,25-dihydroxyvitamin D 감소 등에 의해 발생한다. 급성신부전의 저칼슘혈증은 증상으로 발현되는 경우는 드물지만, 동반된 대사성 산증이 알칼리 투여로 급속히 교정되면 혈중 이온화 칼슘 농도가 감소하여 강직이나 경련 등이 발현되는 경우가 있으므로 주의를 요한다.

③ **고마그네슘혈증**

④ **고요산혈증**

노인, 알코올중독자, 급성췌장염, 횡문근융해증, 용혈 및 종양용해증후군에 동반된 급성신부전, 이화대사성 급성신부전(catabolic ARF), 급성요산염콩팥병증(acute urate nephropathy)에서 더욱 심하다(>15 mg/dL).

4) 산염기 불균형: 대사성 산증

당뇨병 및 금식에 의한 케톤산증, 조직 관류 저하, 간질환 및 폐혈증에 의한 젖산산증, 에틸렌글리콜 및 메탄올 중독 등에 의해 산(수소이온) 생성이 추가될 때 더욱 심하다.

5) 감 염

주요 합병증으로 사망의 가장 흔한 원인이다.

6) 혈액 합병증

① 빈 혈

대부분 가벼운 빈혈이다. 적혈구 생성 인자(erythropoietin) 결핍, 용혈, 출혈, 혈액 희석, 적혈구 수명 단축 등이 원인이 될 수 있다.

② 출혈성 경향

약간의 혈소판 감소, 혈소판 기능 장애, 응고 인자 이상

7) 심혈관 합병증: 폐부종, 부정맥, 고혈압

8) 위장관 합병증: 구토, 스트레스성 궤양, 출혈

9) 신경계 합병증: 근경련, 의식장애

10) 기 타

급성신부전의 이뇨기(diuretic phase)에 체액 및 전해질 불균형(탈수, 고나트륨혈증, 저칼륨혈증, 저마그네슘혈증, 저인산혈증, 저칼슘혈증)이 발생할 수 있다.

5. 예 방

① 허혈성 및 신독성 ATN의 경우 특별한 치료 방법이 없기 때문에 예방이 중요하다. 노인, 기존에 신기능 장애가 있는 경우, 수술, 외상, 화상 등의 고위험군에서는 혈압 및 체액 유지와 이뇨제, NSAIDs, ACE 차단제 및 ARB 사용에 각별한 주의를 요한다.

② 기존에 신기능 장애가 있는 경우는 Cockcroft-Gault 계산식[C_{Cr}(mL/min) = (140-age) × (weight in kg) × (0.85 for female) / 72 × P_{Cr}(mg/dL)]을 이용하여 얻은 사구체 여과율에 따라 신독성 약물 용량을 감량하여야 한다.

③ 혈액암의 항암 치료 과정에 발생할 수 있는 급성요산염콩팥병증을 예방하기 위해 allopurinol과 강제 알칼리 이뇨(forced alkaline diuresis)가 유용하다. 강제 알칼리 이뇨는 고용량 methotrexate 투여와 횡문근융해증의 경우에도 유용하다.

④ N-acetylcysteine는 acetaminophen에 의한 신손상에 유용하다.

⑤ 킬레이트제(chelating agent)인 dimercaprol은 중금속 신독성을 예방하는 효과가 있다.

⑥ 에탄올은 에틸렌글리콜중독 응급 치료인 혈액투석에 보조적으로 사용하여, 에틸렌글리콜이 옥살산이나 다른 독성물질로 대사되는 것을 억제한다.

6. 치 료

1) 원인 치료(specific therapies)

① 신전성 급성신부전

신장으로 관류 저하를 교정(수액 투여)하면 급속히 호전된다. 수액으로는 혈액(출혈에 의해 체액 감소가 심할 때), 생리식염수(출혈이 심하지 않거나 화상 및 췌장염에 의한 혈장 소실이 있을 때), 저장 식염수(0.45% saline, hypotonic saline; 소변, 구토, 설사에 의한 체액소실이 있을 때) 등을 임상 상황에 따라 사용한다. 그러나 소변, 구토, 설사에 의한 체액 소실이라도 체액 감소가 심할 때에는 생리식염수가 더 적합하다. 초기 수액요법 후 임상 상태(체액, 전해질, 산염기 상태)의 변화에 따라 수액의 종류와 전해질, 중탄산염 등을 변경 및 추가한다.

② 신성 급성신부전

신혈관 폐쇄에 의한 급성신부전은 가능하면 폐쇄를 해소하여 치료하고, AGN과 혈관염은 병리 소견에 따라 스테로이드 및 면역억제제 혹은 혈장 분리 교환술(plasmapheresis)로 치료되는 경우가 있으며, AIN도 일부에서는 스테로이드에 효과가 있다. 악성 고혈압성 신경화증, 임신중독증은 혈압 조절을 철저히 하는 것이 중요하고, 피부경화증(scleroderma)에 의한 고혈압과 급성신부전은 ACE 차단제가 효과가 있다.

허혈성 및 신독성 ATN은 저혈압 및 탈수 교정, 신독성 물질 제거와 같은 원인 치료로 회복되지는 않지만 더 이상의 신손상을 예방하기 위해 원인 제거가 필요하다. 또한 허혈성 및 신독성 신손상을 경감시키고 회복을 촉진하는 효과가 기대되는 여러 약물들(만니톨, 고리형 이뇨제, ANP, 저용량 도파민, 엔도텔린 길항제, 칼슘통로 차단제, 프로스타글란딘 유사체, 항산화제, 인슐린유사 성장인자)이 거론되고 있지만 아직 임상에서 입증되지 못하고 있다.

③ 신후성 급성신부전

우선 카테터 삽입 등의 방법을 통해 요로폐쇄를 해소하고, 가능하면 요로폐쇄의 원인을 제거하여 치료한다.

2) 지지 요법(Supportive measures)

① 약물 용량 조절

· 가능하면 ACE 차단제, NSAIDs, 방사선조영제 등의 신독성 물질은 피한다.
· 신장으로 배설되는 약물은 용량 및 횟수를 조정한다.

② **합병증**(체액, 전해질, 산염기 불균형, 감염, 빈혈, 출혈) **치료**
· 체액 과다: 염분(1-2 그램/일) 및 수분(<1 리터/일) 제한, 고리형 이뇨제(furosemide up to 200-400 mg i.v.), 투석
· 저나트륨혈증: 맹물 섭취 제한, 포도당 및 저장성 수액 투여 중단
· 고나트륨혈증: 맹물 섭취, 포도당 및 저장성 식염수 투여
· 고칼륨혈증: K^+ 섭취(<40 mmol/일)제한, 칼륨 보충 중단, 칼륨 보전 이뇨제 사용 중단, 칼륨 결합 이온 교환 수지, 포도당(50% 포도당 50 mL i.v.) & 인슐린(R.I. 10 units), 알칼리($NaHCO_3^-$ 50-100 mmol i.v.), 칼슘(10% calcium gluconate 10 mL i.v. over 10 mim)
· 고인산혈증: 인산염 섭취(<800 mg/일) 제한, 인산염결합제(sevelamer, calcium carbonate, aluminum hydroxide)
· 저칼슘혈증: 심하거나 증상이 있을때, 알칼리 투여할 때에 한해 칼슘 투여한다.
· 고마그네슘혈증: Mg^{2+}함유 제산제 사용 중단
· 고요산혈증: 심할 때(>15 mg/dL)에 한해 allopurinol 투여한다.
· 대사성 산증: 산증이 심할 때(혈청 HCO_3^-<15 mmol/L or 동맥혈 pH<7.2) $NaHCO_3^-$ 투여한다.

③ **영 양**

· 단백질 섭취(0.6 g/kglday, 주로 필수 아미노산) 제한
· 탄수화물(100 g/day)
· 장관 혹은 정맥 영양 공급: 신부전이 오래 지속되거나 이화대사성 급성신부전인 경우

④ **투 석**

· 적응증: 요독증, BUN>100 mg/dL 혹은 크레아티닌>10 mg/dL, 치료에 불응하는 체액 과다(폐부종), 고칼륨혈증 및 심한 산증
· 혈액투석을 흔히 시행하지만 불안정한 혈류 역학 상태에서는 복막투석이 선호된다.
· 지속적 신대체 요법(CRRT: continuous renal replacement therapy): 간헐적 혈액투석으로 체액 과다(폐부종)이나 요독증이 조절되지 않거나, 불안정한 혈류 역학 상태인데 복막투석이 여의치 않은 경우에 유용하다.

7. 예 후

① 급성신부전의 사망률은 대략 50% 정도이다. 사망의 원인은 급성신부전 자체에 의한 것보다는 대부분 기저 질환의 합병증 때문이다. 가령 산과 환자에서 발생한 경우는 약 15%, 외상이나 주요 수술 환자에서 발생한 경우는 약 60% 정도로 다양하다.

② 핍뇨이고 혈중 크레아티닌 농도가 높을수록 예후가 나쁘고, 노인과 여러 장기 기능 부전인 경우에 사망률이 높다.

③ 신장 기능은 대부분의 경우 회복되지만 상당수는 무증상 신손상이 남고, 5% 정도는 회복되지 않고 계속 투석 치료를 요하며, 또 다른 5% 정도는 완전히 회복되지 않고 만성신부전으로 이행된다.

6 만성신부전

1. 정 의

만성신장병(CKD: chronic kidney disease, or CRD: chronic renal disease)은 3개월 이상 신손상(병리 소견에서 신손상이 있거나, 영상에서 신손상을 나타내는 소견이 있거나, 혈액이나 요검사에서 신손상을 나타내는 소견이 있을때), 혹은 3개월 이상 사구체 여과율이 60 mL/min/1.73m^2 미만인 경우로 정의된다. 만성신장병은 사구체 여과율의 정도에 따라 5단계로 구분된다(표 6-1). 만성신부전은 제3-5기 만성신장병에 해당되고, 신기능의 감소가 비가역석(irreversible)이고 진행성(progressive)인 특징을 갖고 있다. 제5기 만성신장병으로 진행하면 요독증 때

표 6-1 만성신장병의 5단계

단계	정 의	GFR(mL/min/1.73㎡)
1	신손상 & 정상 GFR	≥90
2	신손상 & mild ↓ GFR	60-89
3	moderate ↓ GFR	30-59
4	severe ↓ GFR	15-29
5	ESRF	<15 (혹은 투석)

문에 신대체요법(투석이나 이식)이 필요한 상황을 초래되고, 이러한 경우를 말기신부전(ESRF or ESRD: end-stage renal disease)이라 한다.

만성신장병의 단계별 구분을 위한 사구체 여과율 측정은 다음 2가지 계산식 중 하나를 이용하여 추정한다.

① Cockcroft-Gault equation:

C_{Cr}(mL/min) = (140-age) × (weight in kg) × (0.85 for female) / 72 × P_{Cr}(mg/dL)

② abbreviated MDRD study equation:

GFR(mL/min/1.73m^2) = 186 × Scr(mg/dL)$^{-1.154}$ × Age(year)$^{-0.203}$ × (0.742 for female) × (1.210 for African-American)

2. 원인 및 병태 생리

1) 만성신부전의 원인과 신손상의 병태 생리

(제4장 신장 손상에 대한 적응 기전 참조)

당뇨병성 신증이 가장 흔한 원인이고, 고혈압성 신증, 만성사구체신염이 만성신부전의 3대 주요 원인이다(표 6-2). 이러한 원인들에 의해 신손상이 발생하여 50% 이상의 네프론이 소실되면 살아 남은 네프론에 과도한 부담(사구체 비대, 보상적 과여과, 사구체내 고혈압)이 되어 이로 인한 네프론 소실(경화: sclerosis)이 원인에 관계없이 지속적으로 발생한다.

표 6-2 만성신장병의 주요 원인을 시사하는 임상 소견

원 인	임상 소견
당뇨병성 신증	당뇨병 병력, 단백뇨, 망막 합병증
고혈압성 신경화증	고혈압, 가족력, 정상 요검사
만성사구체신염	신장염 혹은 신증후군
낭성 신질환	방상선 영상수견
세뇨관간질성 신질환	요로감염병력과 역류, 약물복용력, 요로이상의 방사선소견, 세뇨관기능장애

2) 진행성 신기능 감소에 관여하는 요인

만성신부전의 특징인 진행성 신기능 감소는 개인마다 차이가 있으며, 이에 관여하는 요인으로는 기저신질환의 종류, 전신 고혈압 및 사구체내 고혈압, 지속적인 단백뇨, 응고 및 혈소판 요인, 식이 상태, 유전적 요인(insertion/deletion polymorphism of ACE gene) 등이 있다.

3) 요독증의 병태 생리

제1-2기 만성신장병은 그 자체에 의한 증상은 없고, 제3-4기로 진행되어서야 비로소 빈혈, 쇄약감, 식욕 저하, 영양 결핍, 뼈질환, 수분, 전해질 및 산염기 불균형 등이 발생할 수 있으며, 제5기로 진행되면 요독증이 심하게 나타나게 된다.

① 단백질 대사산물의 축적에 의한 증상

단백질 대사의 결과 생성되는 질소산물인 요소는 식욕 부진, 권태감, 구토 및 두통과 같은 요독증의 일부 증상에 관여한다. 그밖에 구아니도(guanido) 복합물, 요산염과 마뇨산염

(hippurates), 핵산 대사물질, 폴리아민(polyamines), 마이오이노시톨(myoinositol), 페놀, 안식향산염(benzoates), 인돌(indoles) 등이 요독증에 관여한다. 또한 분자량 500-12,000 달톤의 중분자물질(middle molecules)이 요독증에 상당히 기여하는 것으로 알려졌다.

② 신장 기능의 소실에 의한 증상

신장은 수분, 전해질 및 산염기 균형, 혈압 조절, 적혈구 생성 인자 생성, 비타민 D 활성화, 호르몬 생성 및 분해, 탄수화물, 지방 및 단백질 대사 등의 기능을 수행한다. 이러한 신장 기능의 소실에 의해 수분, 전해질 및 산염기 불균형, 고혈압, 빈혈, 신성골이영양증, 영양 실조, 탄수화물, 지방 및 단백질 대사 장애 등이 발생한다.

3. 임상 소견

1) 수분, 전해질 및 산염기 불균형(제④장 신장 손상에 대한 적응 기전 참조)

① 나트륨 및 수분 항상성

사구체 여과율이 정상의 5% 미만이라도 혈중 나트륨 농도와 체액량은 정상 범위 내로 유지될 수 있다(완전한 적응: C 곡선). 그러나 요농축능과 희석능이 저하하여 쉽게 탈수(고나트륨혈증)되기도 하고, 과도한 수분 섭취에는 수분 과잉(저나트륨혈증)이 쉽게 나타난다. 대부분의 만성신부전은 체내 나트륨과 수분량이 증가되어 고혈압과 부종이 발생하고, 혈중 나트륨 농도는 정상이다. 따라서 염분 섭취 제한, 이뇨제(고리형 이뇨제

±metalozone), 투석 등의 조치를 부종의 정도에 따라 고려할 수 있다. 만약 저나트륨혈증이 발생하면 수분 섭취 제한이 필요하다.

② 칼륨 항상성

사구체 여과율이 정상의 5% 미만이라도 혈중 칼륨 농도는 정상 범위 내로 유지될 수 있다(완전한 적응: C 곡선). 그러나 만성신부전에서 고칼륨혈증이 발생하면 내인성 칼륨 부하(출혈, 용혈, 외상, 감염, 이화대사가 항진된 상태), 외인성 칼륨 부하(수혈, 칼륨과다 음식 및 약제), 세포 내부로 칼륨 이동을 억제(beta 차단제, 대사성 산증), 저알도스테론증 유발 약제(ACE 차단제. ARB, NSAIDs), 칼륨보전이뇨제(amiloride, triamterene, spironolactone) 사용, 제4형 신세뇨관성산증(RTA: renal tubular acidosis), 변비 등의 원인을 찾아서 교정한다.

③ 칼슘 및 인산염 대사와 뼈질환

만성신부전의 뼈질환은 높은 골교체(high bone turnover) 및 이차성 부갑상선기능항진증과 동반되는 경우(낭성 섬유뼈염)와, 낮은 골교체(low bone turnover)와 동반되는 경우(골연화증, 무력성 뼈질환)로 구분된다(그림 6-1). 사구체 여과율 감소에 의한 고인산혈증, 활성화된 비타민 D 감소, 저칼슘혈증 등이 이차성 부갑상선기능항진증을 초래하고, 활성화된 비타민 D 감소, 과도한 알루미늄 침착, 대사성 산증 등은 골연화증(osteomalacia)을 유발하며, 무력성 뼈질환(adynamic bone disease)은 부갑상선호르몬의 과도한 억제와 관련이 있다.

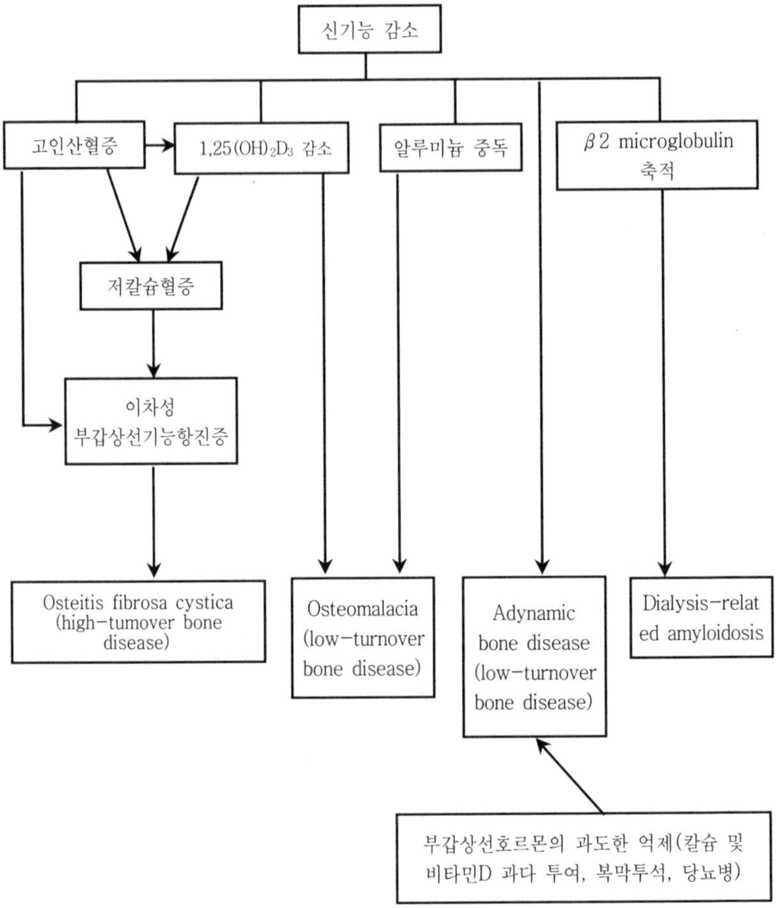

그림 6-1 만성신장병에서 칼슘 및 인산염 대사와 뼈질환의 발생기전

칼슘 및 인산염 대사산물(calcium-phosphate product)은 뼈질환뿐만 아니라 혈관이나 기타 조직에 석회화(metastatic calcification)를 유발할 수 있다. 그 결과 관상동맥질환이나 심하면 전신적으로 피부 및 연조직 괴사(calciphylaxis)를 초래할 수도 있다.

부갑상선기능항진증과 낭성 섬유뼈염은 고인산혈증을 교정함으로써 예방 및 치료할 수 있다. 목표치는 혈중 인산염 농도는 3.5-5.5 mg/dL(제3-4기 만성신장병은 4.5 mg/dL 이하), 칼슘 농도는 8.4-9.5 mg/dL(최고 10.2 mg/dL이하), 혈중 칼슘과 인산염 농도의 곱은 55 mg^2/dL^2 미만이다. 인산염이 많이 함유된 식품(낙농품, 콩, 견과, 콜라)의 섭취를 제한(인 섭취량은 하루 800-1,000 mg으로 제한)하고, 인산염 결합제(calcium carbonate, calcium acetate, sevelamer)를 복용한다. 또한 활성 비타민 D를 투여(복용 혹은 정주)하여 부갑상선호르몬 분비를 억제하거나, 부갑상선 세포의 칼슘 수용체에 작용하여 칼슘 민감도를 증진시키는 약제(calcimimetic agents)를 사용하여 부갑상선기능항진증을 치료할 수 있다.

골연화증은 알루미늄에 노출을 피하고 활성 비타민 D를 투여하여 치료한다. 무력성 뼈질환을 예방하기 위해서는 부갑상선기능이 과도하게 억제되지 않도록 하며, 혈중 부갑상선호르몬 농도는 150-300 pg/mL로 유지하는 것이 좋다.

④ 대사성 산증

대부분의 만성신부전에서 대사성 산증은 심하지 않다. 그러나 당뇨병 환자에서 잘 동반되는 제4형 신세뇨관성산증이 있거나 세뇨관간질성 신질환이 기저질환으로 동반되어 있는 경우, 내인성 산부하(젖산산증, 케토산증, 심한 횡문근융해증), 외인성 산부하(고영양 수액), 알칼리 소실(설사) 등이 있는 경우에는 심한 대사성 산증이 발생할 수 있다. 치료는 고칼륨혈증을 교정하고, $NaHCO_3^-$을 투여하며, 유발 요인이 있는지 찾아서 교정한다.

2) 심혈관계 이상

만성신장병이 있으면 심혈관계 질환 발생 위험이 10-200배 증가하고, 심혈관계 질환의 발생은 만성신장병 환자의 이환율과 사망의 가장 큰 원인이다. 따라서 만성신장병 환자의 치료 방침은 만성신장병의 진행을 완화시키는 것뿐만 아니라 심혈관 합병증의 예방이 중요하다.

① 허혈성 심혈관 질환

만성신장병은 허혈성 심혈관(관상동맥, 뇌혈관, 말초혈관) 질환의 주요 위험 인자이다. 만성신장병이 있으면 허혈성 심질환의 유병률이 증가하는 이유는 고전적 위험 인자(고혈압, 체액과다, 이상지질혈증, 교감신경계 항진, 고호모시스테인혈증)와 만성신장병 관련 위험 인자(빈혈, 고인산혈증, 부갑상선기능항진증, 염증반응)에 기인한다.

② 울혈성 심부전

만성신장병이 있을때 심장 기능 장애가 동반되는 경우가 많고, 만성신장병에 의해 염분 및 수분 저류가 잘 생기므로 결과적으로 울혈성 심부전 및 폐부종이 쉽게 발생한다. 말초부종과 같은 체액 과다의 증거 없이 폐부종이 발생하면 심장질환에 기인하거나 폐포 모세혈관 투과성 증가에 기인한다. 체액 과다가 있을 때 뿐만 아니라 폐포 모세혈관 투과성 증가에 의한 폐부종도 투석 치료에 효과가 있다.

③ 고혈압

고혈압은 만성신장병의 가장 흔한 합병증이고, 만성신장병의 진행을 악화시킬 뿐만 아니라 심혈관 질환의 발병에 매우 중요하다. 만성신장병에서 고혈압의 발병 기전은 체액 과다가 가장 중요하며 저염식, 이뇨제, 투석 등의 방법으로 상당 부분 호전되지만, 일정 부분은 레닌이나 기타 기전들이 고혈압의 발병에 간여하기 때문에 여전히 항고혈압제를 사용해야 하는 경우도 많다. 간혹 만성신장병에서 고혈압이 동반되지 않는 경우가 있는데, 기저 질환으로 염분 소실성 신장질환(medullary cystic kidney disease, chronic tubulointerstitial disease, papillary necrosis)이거나, 설사나 이뇨제 사용 등으로 탈수가 있거나, 심박출량에 문제가 있는지 확인하는 것이 필요하다.

만성신장병에 동반된 고혈압의 치료 목표 혈압은 130/80 mmHg로 일반적인 경우의 140/90 mmHg보다 낮고, 당뇨병콩팥병증이나 하루 단백뇨가 1그램 이상인 만성신장병에 동반된 고혈압의 치료 목표 혈압은 125/75 mmHg로 더욱 철저히 조절할 필요가 있다. 저염식과 이뇨제로 체액 과다를 조절하고, 항고혈압제의 선택은 ACE 차단제나 ARB이다.

④ 좌심비대 및 확장심근병증

좌심비대와 확장심근병증의 발생은 만성신장병에 동반된 고혈압, 체액 과다, 빈혈, 동정맥 연결 등과 관련이 있다.

⑤ 심낭염

요독증이 심할 때 발생하며, 과거와 달리 요즘은 두석선 만성신부전 환자에서 요독증이 심한 경우가 많지 않고, 오히려 투석환자에서 투석이 충분하게 이루어지지 않은 경우(underdialysis)에 관찰되는 경우가 종종 있다. 호흡할 때 흉통, 청진할 때 마찰음

(friction rub)이 특징이다. 요독 심낭염(uremic pericarditis)은 쉽게 출혈하여 심장눌림증(cardiac tamponade)이 발생할 수도 있으니 헤파린 사용에 주의를 요한다. 투석전 만성신부전의 경우에는 투석 시작의 적응증이고, 투석 환자의 경우에는 투석량을 늘려야 하며, 헤파린 없이 투석해야 한다. 심낭염의 원인으로 요독증 외에 바이러스, 암, 결핵에 의한 심낭염을 감별할 필요가 있다.

3) 위장관 이상

식욕부진, 딸꾹질, 오심, 구토, 요독증 입냄새(uremic fetor) 등의 증상이 흔하다. 종종 위장관 증상으로 내원하여 신부전 진단을 받게 되는 경우도 있다. 위염, 궤양, 장출혈 등이 발생할 수 있다.

4) 혈액학적 이상

① 빈 혈

정적혈구 정색소성 빈혈이 제3-4기 이상의 만성신장병에서 관찰된다. 빈혈이 있으면 조직에 산소 공급이 감소하고, 심장(심박출량 증가, 심비대, 협심증, 울혈성 심부전), 정신 활동(인지 장애), 월경주기 이상과 같은 문제를 초래한다. 그러나 빈혈을 교정하면 이환율과 사망률이 감소하고, 삶의 질이 개선된다. 만성신장병에 동반되는 빈혈의 주요 원인은 적혈구생성인자(EPO: erythropoietin)의 불충분한 생성과 철분 결핍에 기인하므로 EPO(epoetin, darbopoetin)와 철분 투여로 빈혈이 대부분 호전되지만, 그렇지 않은 경우에는 출혈, 급만성 염증, 심한 부갑상선기능항진증, 알루미늄 독성, 비타민 B12 및 엽산 결핍 등의 원인들을 찾아서 교정한다.

② 비정상 지혈

출혈 시간 연장, 혈소판 기능 장애(비정상 응집 및 부착성)로, 쉽게 멍들고 출혈성 경향이 있으며 지혈이 지연될 수 있다. 한편 혈전색선성 합병증과 같은 상반된 현상이 잘 발생하는 경향도 있다.

5) 신경 근육 이상

① 중추신경계 장애

초기에는 기억력 감퇴와 수면 장애가 있을 수 있고, 심하면 혼수 상태까지 초래된다.

② 말초신경병증

감각신경이 운동 신경보다, 하지가 상지보다, 원위부가 근위부보다 더욱 잘 침범된다. 하지불안증후군(restless leg syndrome)이 대표적인 증상이다. 요독증이 심해지면 근력 감소, 심부건반사(DTR: deep tendon reflex) 소실 등의 운동 신경 장애가 발생할 수도 있다.

③ 자율신경병증

기립성 저혈압

④ 신경근육과민성(neuromuscular irritability)

딸꾹질, 근육경련(cramps), 근육단일수축(twitching), 자세고정불능증(asterixis), 간대성근경련증(myoclonus), 무도병(chorea), 발

작(seizure)

6) 내분비 및 대사 이상

만성신부전에서 내분비 기능 장애가 발생하는 기전은 신장에서 호르몬의 분해 및 배설 감소, 수용체 기능 장애, 신호 전달 이상, 단백 결합 변화, 되먹임 조절 장애 등이다. 만성신부전에서 갑상선 기능이 감소된 것처럼 관찰(free T3 감소)되기도 하지만 실제로 갑상선 기능 저하가 더 발생하지는 않는다(TSH 정상). 간혹 월경과다가 발생하기도 하지만 대부분은 무월경과 불임이 생긴다(에스트로겐 감소). 남성의 경우 발기부전과 정자 부족이 흔하다(테스토스테론 감소). FSH, LH 및 프로락틴의 증가가 관찰되고, 적혈구조혈인자와 활성 비타민 D는 감소하지만 레닌은 증가한다. 신장에서 인슐린의 분해 및 배설이 감소하고 당뇨병 환자의 인슐린 사용량이 줄어들지만, 말초에서 인슐린 저항성으로 인해 비당뇨병 환자의 혈당이 상승하기도 한다.

7) 피부과적 이상

빈혈과 관련하여 피부가 창백하게 보이고, 비정상 지혈로 쉽게 출혈반이 관찰되며, 인산칼슘의 증가와 이차성 부갑상선기능항진증으로 인해 피부소양감이 동반되는 경우가 많다.

4. 진단을 위한 접근 방법

첫째, 혈액검사(BUN, 크레아티닌)로 고질소혈증(신부전)을 확인한다.

둘째, 신부전이 급성이 아닌 만성이라는 실제적인 증거를 찾는다. 과거 혈액검사(BUN, 크레아티닌) 결과가 가장 중요하다. 그러나 과거 결과를 모르는 경우에는 초음파촬영으로 양측 신장이 작아져 있는 것(<8.5cm)과 만성신부전에 특징적인 뼈질환(방사선촬영, 고인산혈증, 저칼슘혈증, 부갑상선기능항진증)과 같은 간접적인 증거들을 확인하여 진단한다.

셋째, 만성신부전의 원인 신질환을 찾는다. 가령 오랜 기간 당뇨병이 있었고, 당뇨병성 망막병증이 동반되며, 혈뇨가 동반되지 않는 심한 단백뇨가 있으면 당뇨병콩팥병증으로 진단할 수 있다. 만성 세뇨관간질성 질환(chronic tubulointerstitial disease; CTIN)은 만성사구체신염(CGN)에 비해 신기능의 감소 속도가 더 완만하고, 전신 고혈압이나 부종은 덜 심하며, 세뇨관 기능장애 소견(renal tubular defect, renal glycosuria, RTA, endocrine dysfunction)을 관찰할 수 있고, 요검사에서 알부민뇨 및 적혈구 원주는 관찰되지 않는다. 고혈압콩팥굳음증(hypertensive nephrosclerosis)의 진단은 오랜 기간 고혈압이 있었고, 활성 요침진물이 동반되지 않는 경증 혹은 중등도 단백뇨가 동반되며, 다른 원인 신질환의 증거가 없을 때 진단할 수 있다. 특히 신혈관성 질환을 감별해야 한다. 그 이유는 종종 간과되기 쉽고, 일단 확인될 경우에는 막힌 신혈관을 재관류시키면 신기능이 호전될 수도 있고, ACE 차단제 사용을 피해야 하기 때문이다. 원인 신질환이 분명하지 않은 만성신부전 초기에는 신생검을 고려해 볼 수도 있으나 진행된 경우(제4-5기 만성신장병)에는 별로 도움이 안된다.

넷째, 만성신부전에 급성신부전(ARF on CRF)이 병발하는 경우가 있을수 있기 때문에, 만성신부전을 시사하는 소견이 있더라도 혈청 크레아티닌 농도가 최근 급격히 증가했는가 여부를 확인해야 한다. 사구체 여과율 혹은 1/Scr의 변화는 직선의 감소를 보이는데 만약 최근 감소율(기울기)이 급격히 증가했다면 가능한 원인을 신속히 찾아야 한다. 가능한 원인으로는 체액 감소(탈수), 저혈압, 가속 고혈압 혹은 악성 고혈압, 신독성 약물 및 방사선조영제 사용, 요로감염, 요로폐쇄, 만성신부전 원래 원인 질환의 악화 등이 있다.

1) 병력 및 진찰

만성신부전의 원인 신질환을 찾기 위하여 당뇨병, 고혈압, 신장염과 같은 과거 병력, 약물 복용력, 신장질환 가족력 등이 중요하다. 진찰 소견으로는 혈압, 안저 소견, 심장 청진, 복부 잡음(bruits), 신장 종괴, 부종, 신경학적 진찰 소견 등이 중요하다.

2) 임상 검사

만성신부전의 원인 신질환을 찾고, 필요한 경우에 그 활성도를 측정한다. 가령 40세 이상에서 원인 미상의 만성신장병과 빈혈이 동반되어 있는 경우에 혈청 및 소변 전기영동 검사를 시행한다. 또한 원인 신질환의 활성도를 측정하기 위해 면역학적 검사를 시행할 필요가 있는 경우도 있다. 만성신부전의 진행 정도와 합병증을 확인하기 위하여 정기적으로 BUN, 혈중 크레아티닌, 전해질 농도(Na^+, K^+, Cl^-, total CO2, Ca^{2+}, $PO4^{3-}$), alkaline phosphatase, 혈색소, 요단백 검사 등을 시행한다.

3) 방사선촬영

가장 유용한 검사는 초음파촬영이다. 신장 크기, 종괴, 요로 폐쇄 등을 확인하기에 유용하다. 신장 크기가 정상이면 신부전이 만성이기보다는 급성일 가능성이 많지만 다낭신, 당뇨병콩팥병증, 아밀로이드증, HIV 관련 신장병에서는 만성이어도 신장 크기가 정상일수 있다.

4) 신생검

만성신부전의 원인 신질환이 불분명하고, 원인 규명으로 치료 방침이 바뀔 수 있으며, 신장 크기가 거의 정상인 경우에 고려해 볼 수 있다. 그러나 양측 신장이 작아져 있는 경우, 다낭신, 고혈압이 조절 안되는 경우, 신장감염, 출혈성 경향, 호흡장애, 심한 비만 등은 신생검에 금기이다.

5. 치 료

1) 최근 급격히 나빠진 악화 요인 치료

최근 급격히 나빠진 악화 요인들을 찾아서 치료하면 악화된 신기능 만큼은 회복될 수 있다.

2) 만성신부전의 원인 신질환 치료

당뇨병콩팥병증의 경우 철저한 혈당 조절이 신장병 예방에 중요하다. HbA_{1C}는 7.0 미만, 식전 혈당은 90-130 mg/dL, 취침 전 혈당은 110-150 mg/dL를 목표로 조절한다. 혈중 크레아티닌이 1.5 mg/dL보다 크면 metformin 사용은 중단한다. 또한 철저한 혈압 조절이 당뇨병콩팥병증이나 심혈관질환의 진행을 예방하는 데 중요하다. 특히 미세알부민뇨 혹은 단백뇨가 있는 당뇨병의 경우 ACE 차단제나 ARB가 콩팥보호효과(사구체내압 경감, TGF β에 의한 경화 억제) 때문에 필수 약물이다.

3) 만성신장병 진행을 늦추는 치료

단백질 섭취 제한은 요독증을 경감시킬 뿐만 아니라 신손상(단백질에 의한 hyperfiltration)을 줄이는 효과가 있다. 영양실조가 없도록 하기 위해 하루 단백질 섭취량은 0.6 g/kg로 제한하되, 이중 0.35 g/kg 이상은 생물학적 가치가 높은 단백질로 섭취하고 하루 열량은 35 kcal/kg으로 한다.

고혈압 치료는 만성신장병뿐만 아니라 심혈관 질환의 위험이나 진행을 늦추는 효과가 있다. 특히 단백뇨가 동반된 만성신장병의 목표 혈압은 125/75 mmHg로 철저히 조절해야 한다.

당뇨병콩팥병증뿐만 아니라 비당뇨병콩팥병증에서도 ACE 차단제나 ARB가 만성신장병 진행을 늦추는 효과가 있고, 이는 단백뇨 경감 효과와 밀접한 관계가 있다. 칼슘 차단제도 신기능에 악영향을 주지는 않으므로 항고혈압제 선택시 두 번째로 고려할 수 있다. 그러므로 당뇨병콩팥병증과 사구체신염과 같이 전신 고혈압, 사구체내 고혈압 및 단백뇨가 문제가 되는 경우에는 ACE 차단제나 ARB를 첫 번째로 선택하는 것이 좋다. 그러나 성인다낭신과 같이 단백뇨가 거의 없고, 사구체내 고혈압도 크게 문제가 안되는 경우에는 ACE 차단제나 ARB 대신에 칼슘 차단제를 사용할 수도 있다.

4) 만성신부전의 합병증 치료

만성신부전에 동반될 수 있는 수분, 전해질 및 산염기 불균형, 뼈질환, 심혈관계 합병증, 위장관 합병증, 빈혈 및 혈액학적 합병증, 신경근육 합병증, 내분비 및 대사 합병증, 피부과적 합병증 등을 치료한다.

단백질 섭취제한이 요독증의 일부 증상들(식욕부진, 오심, 구토, 자세고정불능증, 쇄약감 및 기타 중추신경계 장애)을 경감시킬 수 있지만 영양실조가 올 수 있으므로 주의해야 하고, 문제가 되면 신대체요법을 시작한다.

5) 식이요법

하루 열량은 35 kcal/kg, 하루 단백질 섭취량은 0.6 g/kg로 제한하되 이중 0.35 g/kg 이상은 생물학적 가치가 높은 단백질로 섭취하도록 한다. 하루 나트륨은 2 그램(염분으로는 5 그램), 칼륨은 40 mEq/일, 인은 800 mg/일 으로 제한한다. 수분 섭취는 갈증이나 탈 수가 없는 범위 내에서 제한한다.

6) 약물 용량 조절

신장으로 배설되는 약물의 부하용량은 조절할 필요는 없지만 유지용량 및 횟수는 조정한다. 신장으로 배설되는 경구 혈당강하제, metformin, meperidine 등은 사용하지 않는다. 가능하면 ACE 차단제, NSAIDs, 방사선조영제 등의 신독성 물질은 피한다.

7) 적절한 신대체 요법의 선택 및 준비

제4기 만성신장병 단계(GFR<30 mL/min)가 되면 신대체 요

법에 대한 교육과 적절한 신대체 요법(신장 이식, 복막투석, 혈액투석)의 선택 및 준비가 필요하다. 투석에 의한 노폐물 제거는 정상 신장의 10-15% 정도를 대체하는 정도밖에 안되므로 신장이식이 더욱 완전한 신대체 요법이라고 할 수 있다. 신장이식은 신장기능이 말기신부전 단계에 도달했음을 확인하고, 적합한 신공여자가 있으며, 신장 이식에 금기 사항이 없으면 투석 치료를 하지 않고 곧바로 할 수 있다. 복막투석이 혈액투석보다 선호되는 경우는 소아, 심한 심혈관계 질환, 동정맥루 혈관 확보가 어려운 경우, 자유로운 활동(여행)을 원하는 경우 등이다. 그러나 복막 유착이 의심되거나 심한 폐기능 저하가 있는 경우에는 시행하기 어렵다. 또한 체구가 크고(>80kg) 잔여 신기능이 거의 없는 경우는 혈액투석이 더 적합하다. 혈액투석을 하기로 한 경우에는 투석 치료가 예상되는 시점보다 적어도 3-4개월 전에 동정맥루 혈관 수술이 필요하다.

신대체 요법 시작의 적응증은 ① 단백질 섭취 제한에도 불구하고 요독증의 증상들(심낭염, 식욕부진, 오심, 구토, 자세고정불능증, 쇄약감 및 기타 중추신경계 장애)이 경감되지 않거나 영양실조가 발생할 때, ② 보존 치료(식이 요법 및 약물 치료)에 반응하지 않는 수분, 전해질 및 산염기 불균형, ③ 검사 결과 혈청 크레아티닌 농도가 8.0 mg/dL 이상, 크레아티닌 청소율이 10 mL/min 이하인 경우이다.

7 투 석

신부전의 치료 방법으로 선택하는 신대체요법(RRT; renal replacement therapy)의 종류는 급성신부전인지 만성신부전인지에 따라 다르다. 급성신부전의 경우 혈액투석(HD; hemodialysis), 복막투석(PD; peritoneal dialysis), 지속적 신대체요법(CRRT; continuous renal replacement therapy)이 있고, 만성신부전의 경우 혈액투석(in center or at home), 복막투석(CAPD; continuous ambulatory PD, APD; automated PD), 신장이식(KT; kidney transplantation)이 있다.

우리나라에서 2005년말 기준으로 말기신부전으로 신대체요법(혈액투석, 복막투석, 신장이식)을 받고 있는 환자수(prevalence)는 44,333명(인구 백만 명당 900명)으로, 이는 전년도 41,891명에 비하여 5.8%의 증가이다. 그중 혈액투석은 27,246명(백만 명당 553명), 복막투석은 7,816명(백만 명당 159명), 신장 이식은 9,271명(백만 명당 188명)으로, 그 비율은 각각 61.5%, 17.6%, 20.9%이다. 2005년의 신대체요법 신환자 발생(incidence)은 8,543명(백만 명당 173명)이고, 그중 혈액투석은 5,400명(백만 명당 110명), 복막투석은 2,381명(백만 명당 48명), 신장이식은 762명(백만 명당 15명)으로, 그 비율은 각각 63.2%, 27.9%,

8.9%이다.

우리나라에서 2005년 새로 발생한 말기신부전 환자의 원인 신질환의 빈도는 당뇨병성 신증 38.5%, 고혈압성 사구체경화증 16.9%, 만성 사구체신염 14.5%의 순서로 원인을 모르는 환자(17.8%)를 제외하고 보면 당뇨병성 신증이 절반을 차지한다. 전체 투석 환자의 평균 연령은 55.2±13.7세로 고령 환자가 증가하고 있다. 투석 환자의 생존율은 1년 93%, 2년 84%, 3년 74%, 4년 63%, 5년 53%이었다. 사망 원인은 심장질환이 30.7%, 뇌혈관질환을 포함한 혈관질환이 17.0%, 감염질환이 20.1%이었다.

1. 혈액투석

1) 원　리(Physiologic principle)

투석(dialysis)이란 반투막(semipermeable membrane)을 경계로 A 용액이 B 용액과 접촉함으로써 A 용액의 용질 조성이 변화되는 과정이다. 혈액투석이란 투석기의 막을 경계로 혈액이 투석액과 접촉함으로써 혈액의 수분이 제거되고 용질 운반(solute transport)이 이루어지는 과정이다. 혈액의 수분이 제거되는 원리는 투석액 쪽에 음압을 걸어서 발생하는 수압의 차이에 의한 초여과(hydrostatic ultrafiltration)이고, 용질 운반의 원리는 확산과 대류이다. 확산(diffusion)이란 용질의 분자량과 반투막의 특성에 따라 다르지만 농도 경사에 따라 용질이 이동하는 과정이다. 대류(convection)란 초여과에 의해 수분이 이동할 때 용질이 수분과 함께 이동하는 용매 끌기(solvent drag) 과정이다.

2) 장비(HD apparatus)

혈액투석을 위한 3가지 주요 장비는 투석기(dialyzer), 투석액(dialysate) 조성과 전달, 투석 기계(dialysis machine)이다.

① **투석기**

투석기(dialyzer)는 혈액과 투석액이 빠른 속도로 관류할 수 있도록 설계되었고, 투석막의 표면적은 보통 0.8-1.2 m^2 혹은 그 이상이다. 투석기의 형태는 속이 빈 섬유(hollow fiber)와 납작한 판(flat plate) 2가지가 있지만 hollow fiber 형태가 주로 사용된다. 즉 투석기 내부는 속이 빈 섬유 다발로 구성되어 있고, 섬유 내부로 혈액(60-90mL)이 관류하고 섬유와 섬유 사이로 투석액이 관류하며, 섬유가 투석막 기능을 한다. 투석막은 4가지 종류(cellulose, substituted cellulose, cellulosynthetic, synthetic)가 있으며, 그 중에서 최근에는 생체 적합성(biocompatibility)의 이유로 하이드록실기(hydroxyl group)가 없는 polysulfone, polymethyl methacrylate, polyacrylonitrile 막과 같은 합성(synthetic) 투석막을 많이 사용한다. 한편 미국에서는 투석기 재사용(reuse)이 보편화되어 있지만 아직 우리나라는 일부에서만 시행하고 있다.

② **투석액**

혈액투석액(dialysate)의 조성은 표 7-1과 같다. 투석액의 나트륨 농도가 낮으면 저혈압, 근육경련, 오심 및 구토 등이 발생하고, 나트륨 농도가 높으면 고혈압, 갈증 및 부종 등이 문제가 되므로 투석 중 저혈압이 자주 발생하는 경우에는 투석액의 나트륨 농도를 148-160 meq/L로 올려서 사용하다가 투석이 종료될 때까지 서서히 140 meq/L로 조절하는 방법(SPHD: sodium

표 7-1 혈액투석액의 조성

성 분	농도(mEq/L)
Sodium	135-145
Potassium	0-4.0
Chloride	98-124
Calcium	0-3.5
Magnesium	0.75-1.5
Acetate	2-4
Bicarbonate	25-40
Dextrose	0-11

profiling hemodialysis)을 사용해 볼 수 있다.

매 투석마다 약 120 리터의 물(투석액)에 노출되므로 불순물 제거를 위한 정수(softening, carbon filter, reverse osmosis)가 필수적이다. 역삼투(RO: reverse osmosis)란 반투막을 경계로 물을 매우 높은 압력으로 통과시켜 세균과 대부분(90% 이상)의 불순물을 제거하는 효과적인 정수 방법이다. 투석액은 투석막을 경계로 혈액에 노출되므로 세균이나 내독소(endotoxin)는 차단된다. 그러므로 완전 멸균 상태까지는 필요가 없지만 세균수가 최소한 100 colonies/mL 미만으로 유지해야 한다.

③ 투석 기계

투석 기계(dialysis machine)는 혈액 펌프, 투석액 전달 체계(dialysis solution delivery system) 및 안전 감시 장치(safety monitors)로 구성되어 있다. 혈액 펌프는 로울러 기전(roller mechanism)으로 혈액을 250-500 mL/min 속도로 움직인다. 투석액 전달 체계는 투석액을 500-800 mL/min 속도로 움직이고, 투석액의 온도, 전도율(conductivity) 및 흐름(flow)을 감시한다.

그밖에 여러 안전 감시장치(pressure monitor, venous air trap and air detector, blood leak detector)가 있다(그림 7-1).

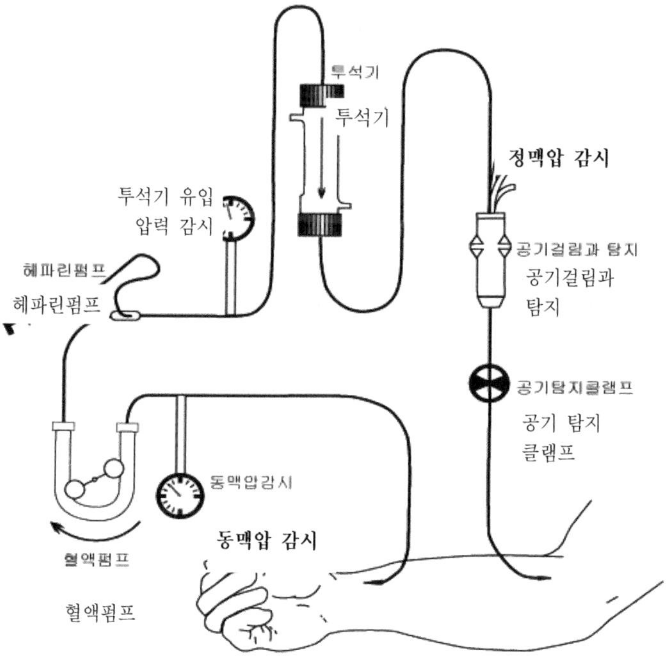

그림 7-1 혈액 전달 체계, 투석기 및 안전 감시 장치
<Handbook of Dialysis, 2001; 3rd ed. p61>

3) 혈관 접근

혈액투석을 위한 혈관 접근(vascular access for HD)은 한시적 혈관 접근과 영구적 혈관 접근으로 구분할 수 있다. 한시적 혈관 접근은 수시간-수개월 동안만 사용할 필요가 있을 때 큰 정맥(internal jugular, femoral vein)으로 카테터를 경피 삽입하여 사용한다. Femoral vein을 통한 혈관 접근은 감염이나 혈관 합병증 위험 때문에 72시간 후에는 제거하는 것이 좋다. Suclavian vein을 통한 혈관 접근은 정맥 협착 발생률이 높아서 잘 사용하지 않는다. Internal jugular vein을 통한 혈관 접근은 흔히 사용되는 한시적 혈관 접근 방법으로 혈전, 혈류량 감소, 감염 및 정맥 협착과 같은 문제 때문에 가능한 3주 이상은 사용하지 않는 것이 좋다. 영구적 혈관 접근은 지속적으로 혈액투석이 필요할 때 동정맥루(AV fistula) 및 동정맥 인조 혈관(AV graft)을 만들어 사용하며, 여의치 않은 경우에 Perm-Cath(cuffed double-lumen silicone elastomer catheter)를 삽입하여 사용한다. 동정맥루는 자신의 정맥을 동맥에 연결(가령 cephalic vein to radial artery)하여 정맥을 동맥화 시킴으로써 혈액투석을 위한 충분한 혈류량을 확보할 수 있다. 그러나 혈관 상태가 안 좋은 경우에는 동정맥 인조 혈관을 만들어(straight graft between radial a. and basilic v., loop graft between brachial a. and basilic v.) 사용하지만 혈전이나 감염과 같은 합병증 때문에 장기간 사용하지 못하게 된다.

4) 투석 적절도와 목표

투석의 효율은 혈류 속도(250-500 mL/min), 투석액 관류 속도(500-800 mL/min), 투석기의 특성 및 투석량(횟수 및 시간)에 좌우된다. 그밖에 체구 크기, 잔여 신기능, 단백질 섭취, 대사 상태(anabolism or catabolism) 및 동반 질환 등이 영향을 준다. 충분한 투석이 효과적으로 수행되는 여부는 유병률 및 사망률과 관련이 있다. 이러한 혈액투석 적절도(dialysis adequacy)를 평가하는 방법으로 URR(urea reduction ratio)와 KT/V [K: dialyzer urea clearance(L/hour), T: dialysis session length (hours), V: urea distribution volume(liters)] 가 있다. 말기신부전 혈액투석 환자의 투석 적절도는 최소한 URR 65%, KT/V 1.2가 되어야 한다. 일반적인 투석량은 한 번에 4시간씩 주 3회 혈액투석이지만 개인마다 투석 적절도가 다르므로 변경이 필요한 경우가 있다.

5) 합병증

혈액투석 동안 흔한 합병증(complication during HD)은 저혈압(20-30%), 근육경련(5-20%), 하지불안증후군(restless leg syndrome). 오심 및 구토(5-15%), 두통(5%), 흉통(2-5%), 등통증(2-5%), 피부소양감(5%), 발열 및 오한(<1%) 등이 있다. 흔하지는 않지만 심각한 합병증으로 투석불균형증후군(dialysis disequilibrium syndrome), 투석기에 과민반응(dialyzer reaction), 부정맥, 심장눌림증(cardiac tamponade), 뇌출혈, 경련, 용혈, 공기 색전증 등이 있다. 그밖에 투석에 동반되는 호중성구감소(dialysis- associated neutropenia), 보체활성 및 저산소혈증 등이 있다.

가령 투석액으로 acetate buffer가 저혈압의 원인이 될 수 있어서 bicarbonate buffer로 바꾸어 사용한 이후에는 저혈압의 발생이 많이 줄었지만 아직도 흔히 접하는 문제로 항상 원인과 예방법을 생각하게 된다(표 7-2와 표 7-3). 근육 경련과 관련되는 3가지 요인은 저혈압, 건체중 미만으로 체중 조절, 투석액으로 낮은 나트륨 농도 사용이다. 조치 사항으로는 수분 제거를 줄이고, 투석액의 나트륨 농도를 높이며, 투석 2시간 전에 quinine sulfate(260mg)를 투여해 본다.

표 7-2 혈액투석 중 발생하는 저혈압의 원인

Ⅰ. 흔한 원인
 1. 혈액량의 과도한 감소
  (1) 수분 제거량이나 제거 속도가 너무 높은 경우
  (2) 목표 건체중이 너무 낮게 설정됨
  (3) 투석 액나트륨 농도가 너무 낮은 경우
 2. 혈관 수축의 결핍
  (1) 아세트산염(acetate) 투석액
  (2) 투석액 온도의 상승
  (3) 음식 섭취(내장혈관확장)
  (4) 조직 허혈(아데노신 매개)
  (5) 자율신경병증(가령 당뇨병성 자율신경병증)
  (6) 항고혈압제
 3. 심장 관련 요인
  (1) 이완 기능 장애(좌심실비대, 허혈성심질환)
  (2) 심장 박동수를 증가시키지 못함(β-차단제, 요독성자율신경병증)
  (3) 심근 수축력 장애(고혈압, 죽상경화증, 심근석회화)

Ⅱ. 기타 원인
 1. 심막압전(pericardial tamponade)
 2. 심근경색
 3. 잠복출혈(occult hemorrhage)
 4. 폐혈증
 5. 부정맥
 6. 공기색전증

표 7-3 혈액투석 중 발생하는 저혈압을 예방하는 방법

1. 저염식으로 투석간 체중 증가를 1kg/일 미만으로 조절한다.
2. 설정된 건체중보다 더 감량하지 않는다.
3. 투석 전에 항고혈압제를 투여하지 말고 투석 후에 투여한다.
4. 중탄산염(bicarbonate) 투석액을 사용한다.
5. 투석액 온도를 34~36℃로 낮출 것을 고려한다.
6. 헤마토크리트(hematocrit)>33%로 높인다.
7. 투석 중에 음식이나 당분을 섭취하지 않는다.
8. 투석액 나트륨 농도를 혈장 농도 이상으로 유지하는 나트륨경사투석(sodium gradient dialysis)을 고려한다.
9. 가능하면 일정하게 수분을 제거하고 감시할 수 있는 장비(ultrafiltration controller, blood volume monitor)를 사용한다.
10. 투석 직전에 알파 아드레날린촉진제(α-adrenergic agonist) 투여를 고려한다.

2. 복막투석

1) 원 리(Physiologic principle)

복막투석이란 복막(peritoneal membrane)을 경계로 복막 모세혈관에 있는 혈액이 복강에 있는 투석액과 접촉함으로서 혈액의 수분이 제거되고 용질 운반이 이루어지는 과정이다. 혈액의 수분이 제거되는 원리는 투석액의 높은 삼투압에 의한 초여과(osmotic ultrafiltration)이고, 용질 운반의 원리는 확산과 대류이며, 아울러 림프계로 수분과 용질이 일부 흡수된다.

2) 유 형

복막투석은 말기신부전 환자를 위한 만성 복막투석과 급성신부전 환자를 위한 급성 복막투석이 있다. 만성 복막투석은 CAPD(continuous ambulatory PD)와 APD(automated PD)가 있고, APD에는 CCPD(continuous cycling PD)와 NIPD (nocturnal intermittent PD)가 있다. CAPD는 1.5-3.0 리터의 투석액을 복강에 넣고(dwell) 4-8시간 간격으로 하루 3-4회 교환한다. CCPD는 밤에 4-5회 자동 교환기(automated cycler)로 교환하고 낮에는 투석액을 넣은 상태로 교환하지 않는다. NIPD는 밤에 약 10시간 동안 자주 교환하지만 낮에는 투석액을 넣지 않은 상태(dry)로 둔다. 또한 투석량을 늘리기 위하여 CAPD와 APD를 병행하는 방법(hybrid prescription)도 있다. 급성 복막투석은 1.0-2.5 리터의 투석액을 복막에 넣고 1-4시간 간격으로 하루 6-24회 교환한다. 이 때 투석액 주입 시간(inflow time)은 10분, 배액 시간(outflow time)은 약 20분 소요된다.

3) 장 비

복막투석 장비(PD apparatus)는 투석액과 투석액을 전달하는 튜브(transfer set) 및 연결 장비(catheter-to-transfer set connection & transfer set-to-container connection)로 구성되어 있다. 대표적인 복막투석액의 조성은 표 7-4와 같다. 알칼리(bicarbonate) 보충을 위해 acetate 대신에 lactate를 사용하며 최근에는 bicarbonate 자체를 사용하려는 시도가 있다. 또한 고칼슘혈증이 문제가 되는 경우에는 저칼슘(2.5meq/L) 투석액을 사용한다. 투석액의 삼투압을 위해 포도당(dextrose)은 사용하며, 농도는 1.5%, 2.5%, 4.25% 3가지가 있다. pH는 포도당의 캐러멜화(caramelization)를 막기 위해 5.5 정도로 낮추지만 복강에 주입할 때 통증이나 백혈구에 나쁜 영향으로 최근에는 bicarbonate 자체를 사용하여 pH를 올리려고 하고 있다. 또한 열처리 과정에서 발생하는 포도당분해산물(GDP: glucose degradation product)이 복막에 독성 작용이 있어서 최근에는 GDP 생성을 줄이는 방법이 고안되어 사용되고 있다.

표 7-4 복막투석액의 조성

성 분	농 도
Sodium(mEq/L)	132
Potassium(mEq/L)	0
Chloride(mEq/L)	95−102
Calcium(mEq/L)	2.5−3.5
Magnesium(mEq/L)	0.5−1.5
Lactate(mEq/L)	35−40
Glucose(g/dL)	1.5, 2.5, 4.25

4) 복막 접근

복막투석을 위한 복막 접근(peritoneal access for PD) 통로는 복막 카테터를 통해 이루어진다. 급성 복막투석을 위한 카테터는 딱딱한 튜브로서 복벽을 관통해 바로 복강에 접근하므로 3일 이상 사용하면 감염의 위험이 크다. 이와는 대조적으로 만성 복막투석을 위한 카테터(Tenckhoff catheter)는 말랑말랑한 실리콘 고무 재질의 튜브로서 복벽을 관통하기 전에 2개의 Dacron cuff를 갖는 카테터가 피하터널을 주행한 후 복강에 접근하므로 외부 균을 차단하고 카테터를 견고히 지지하는 역할을 한다.

5) 복막 평형 검사

복막의 특성(용질 이동)은 개인마다 다르므로 복막투석 시작 후 2달 내에 복막 평형 검사를 시행한다. 복막 평형 검사(PET: peritoneal equilibrium test)는 투석액을 복강에 넣고 4시간 후 투석액과 혈장의 용질 비율(D/P Cr, D/P urea, D/P Na) 및 4시간 후와 시점의 포도당 비율(D/D_0 G)을 측정하여 복막을 4가지 유형(high, high-average, low-average, low transporter)으로 분류한다. 가령 high transporter는 자주 투석액을 교환해 주고(NIPD or CAPD without a nighttime dwell), low transporter는 투석액을 복강에 더 오래 넣어 둔다(long-duration dwell).

6) 목 표

복막투석 환자의 투석 적절도는 최소한 weekly KT/V > 2.0와 Ccr > 65 L/week/1.73m^2 가 되어야 한다. 투석량을 늘리는 방법으로 투석액 용량을 늘리거나, 투석액 교환 횟수를 늘리는 방법이 있고, CAPD와 CCPD를 병행하는 방법(hybrid prescription)도 있다. 가령 낮에는 CAPD를 하고 밤에 1-2회 자동 교환기로 교환하거나, 혹은 밤에 CCPD를 하고 낮에는 한 번 더 투석액을 교환하는 방법이다.

7) 합병증

카테터와 관련된 3가지 주요 합병증(complication during PD)은 카테터 주위 누수(pericatheter leak), 배액 장애(outflow failure), 출구 및 터널 감염(exit site or tunnel infection)이다.

카테터주위 누수는 복압(IAP; intra-abdominal pressure) 상승에 의해 발생하며, 카테터 삽입 후 복막투석 시작 때까지의 기간(break-in period)이 짧을 경우에 발생확률이 증가한다. 배액장애란 카테터 주위 누수가 없이 배액량이 주입량보다 적은 경우로서, 조치 사항은 카테터 꼬임을 확인, 변비 치료, 헤파린 및 혈전용해제 사용, 카테터 위치 교정, 카테터 제거 후 다시 삽입, 복막염 치료 등의 방법이 있다. 출구 감염은 주로 *S. aureus* 혹은 그람음성균에 의해 발생하고, 터널 감염은 출구 감염이 진행하여 발생할 수 있고, 동일균에 의한 재발성 복막염(relapsing peritonitis)을 초래할 수도 있다.

복막염은 복막투석의 가장 중요한 합병증이다. 원인균은 *S. epidermidis*(30-45%), *S. aureus*(10-20%), *Streptococcus* species (5-10%), Coliforms(5-10%) 순이다. 진단 기준은 ① 증상 및 징후, ② 혼탁한 복막액 및 복막 백혈구 증가(100/㎕ & neutrophil>50%), ③ 원인 균 확인으로, 이상 3개 중 2개 이상 만족할 때 진단한다. 치료는 하루 요량이 100 mL 이상인 경우는 가능한 aminoglycoside를 피하고 cefazoline + ceftazidime으로 시작한다. 그러나 하루 요량이 100 mL 미만인 경우는 ceftazidime 대신에 aminoglycoside를 사용할 수 있다. 수일 후 배양 검사 결과에 따라 필요시 항생제를 변경한다.

복강에 투석액을 넣으면 복압이 상승하여 탈장, 카테터 주위 누수, 음부 부종(genital edema), 수흉(hydrothorax) 및 요통 등과 같은 여러 기계적 합병증(mechanical complication)이 발생할 수 있다. 또한 불필요한 당 흡수(100-150 g/day; 500-800 kcal/day), 지질 대사장애 및 단백질 소실 등과 같은 대사 합병증(metabolic complication)도 발생할 수 있다.

3. 지속적 신대체요법

지속적 신대체요법(CRRT: continuous renal replacement therapy)은 통상적인 간헐적 혈액투석(intermittent HD)과 달리 서서히 지속적 혈액투석(slow continuous HD)으로서, 혈류역학적으로 안정적이므로 중환자실에서 혈액투석이 필요하지만 혈류역학적으로 불안정한 환자에게 사용할 수 있기 때문에 최근 사용 빈도가 점차 증가하고 있다.

혈관 접근 방식에 따라 CHD(continuous HD)는 CAVHD와 CVVHD로 구분되고, 투석 방법(투석액이나 수액 보충의 사용)에 따라 CHD, CHDF(continuous hemodiafiltration), CH(continuous hemofiltration), SCUF(slow continuous ultrafiltration)으로 분류할 수 있으므로, CRRT에는 CAVHD, CVVHD, CAVHDF, CVVHDF, CAVH, CVVH, SCUF 등과 같이 다양한 유형이 있게 된다. 최근 경향은 CH 보다는 CHDF와 CHD을 많이 사용하고 있고, 펌프를 사용하지 않는 동맥-정맥 혈관 접근(arteriovenous access)보다는 펌프를 사용하는 정맥-정맥 혈관 접근(venovenous access)을 사용하는 경우가 대부분이다. 따라서 CVVHDF와 CVVHD가 최근 가장 많이 사용하는 CRRT 유형이라 할 수 있다.

8 신장 이식

이식(transplantation)이란 한 개체(donor)에서 다른 개체(recipient or host)로 graft(세포, 조직, 장기)를 옮겨 놓는 과정이다. 자가 이식(autologous transplantation)이란 동일인에서 이루어지는 이식이고, 일난성 쌍생아 이식(syngeneic trans plantation)은 일난성 쌍생아간에 이루어지는 이식이며, 동종 이식(allogeneic transplantation)은 서로 다른 사람 간에 이루어지는 이식이고, 이종 이식(xenogeneic transplantation)이란 서로 다른 종(가령 사람과 돼지) 간에 이루어지는 이식이다.

이식의 발진과 활성화의 원인은 이식면역학의 발전과 면역억제제의 개발에 기인하였다. 1940년대 Medawar가 토끼에서 피부 동종 이식을 시행하여 거부 반응이 일종의 면역 반응이라는 것을 규명하였고, 1954년 사람에서 신장 일난성 쌍생아 이식을 성공하였다. 1963년 임상에 azathioprine과 glucocorticoid를 도입함으로써 동종 이식이 활성화되었고, 1978년 신상 이식에 cyclosporine을 처음으로 사용하고 그 이후에 보편적으로 사용됨으로써 이식 성공률이 획기적으로 향상되었다.

1. 수여자 및 공여자 선정

1) 수여자 선정

혈액형(ABO/Rh,)이나 조직형(HLA-A/B/C/DR, cytotoxic Ab)이 맞지 않으면 이식을 받을 수 없다. 또한 관상동맥질환, 감염(HIV, B형 및 C형 간염, 결핵) 및 암에 대한 검사를 철저히 해야 하고, 문제가 있으면 이식을 보류한다.

2) 공여자 선정

공여자는 사체(cadaver)와 자원자(volunteer living donor)가 있다. 자원자는 진찰 및 검사 소견에서 정상이고 건강해야 한다. 혈액형은 맞아야 하고, 조직형은 가능한 일부분이라도 맞는 것이 좋다. 신장 혈관조영술을 시행하여 수술에 문제가 되는 혈관 기형이 있는지를 확인한다. 신장 적출 수술은 최근에는 복강경으로 많이 시행한다. 사체 공여자는 암이나 전염성 질환이 없어야 한다. 신장 적출 후 최대 48시간까지 보존이 가능하므로, 이 기간 동안 혈액형, 조직형, 교차 반응, 이송 및 수여자 선정 작업을 마치도록 한다.

2. 이식 면역학

1) 주조직 적합 복합체(major histocompatibility complex: MHC)

이식항원(transplantation antigens)은 거부 반응을 유도하는 잠재력에 따라 major와 minor로 분류된다. 포유류에서 주(major) 항원은 MHC 유전자에 의해 결정되며, 생쥐에서는

H-2라 불리고, 사람에서는 HLA(human leukocyte antigen)라고 불린다. HLA는 6번 염색체 단암(short arm)에 위치하고, Class I (HLA-A, B, C)과 II (HLA-DP, DQ, DR)로 분류된다. Class I은 거의 모든 유핵세포에 존재하고, class II는 B 임파구, 일부 대식세포, 단핵구, 가지세포(dendritic cell) 및 활성화된 T 임파구에 국한하여 존재하며, 내피세포 및 상피세포는 염증이 있을 때 발현된다. HLA의 유전 양식은 모든 자녀의 HLA는 부모와 절반이 같고(haploidentical), 자녀들 상호간에 동일할(identical) 확률은 1/4, 절반이 같을 확률은 1/2, 서로 다를(non-identical) 확률은 1/4이다.

2) 동종 면역 반응(allogeneic immune response)

① **관용 및 면역**(tolerance and immunity)

인체가 여러 항원에 노출될 때의 반응은 자기 항원과 타인 항원을 구분하는 것(self-nonself discrimination)이다. 가령 자기 항원에는 반응을 안하고(tolerance), 타인 항원(infectious pathogens, tumor cells, graft)에는 면역 반응을 일으킨다. 타인 항원이 체내에 들어오면 이것에 반응하는 수용체(antigen-specific receptor)로는 T 임파구 수용체(T cell receptor; TCR)와 항체(B 임파구에서 생성)가 있다. TCR은 항원 전달 세포(antigen-presenting cell; APC) 표면에 표현된 MHC 유전자 물질에 결합된 항원만을 상호 작용(trimolecular interaction)에 의해 인지(allorecognition)한다. 일반적으로 항원(conventional antigen)에 대한 면역 반응은 사전에 감작된 임파구에 의해서 이루어지지만 동종 이식 항원(allograft)에 대한 면역 반응은 사전에 감작되지 않아도 발생할 수 있다. 그 이유는 동종 이식 항원에 반응하는 T 임파구가 많기 때문이다. 또한 수여자 APC에 결합한 항원뿐만 아니라 공여자 APC(passenger leukocytes)가 직접 수여자 T 임파구를 자극할 수 있기 때문이다.

② 동종 이식 거부 반응의 작동기전
(effector mechanisms in allograft rejection)

ⓐ CD8+ cytotoxic T lymphocyte(CTL)가 직접 이식 조직의 세포를 손상시킨다.

ⓑ CD4+ helper T lymphocyte가 대식세포(macrophage)를 활성화시켜 지현형 과민 반응(delayed type hypersensitivity: DTH)에 의해 이식 조직의 세포를 손상시킨다.

ⓒ 동종항체(alloantibody)가 내피세포에 결합하고 보체계를 활성화시켜(antibody-dependent cytotoxic hypersensitivity) 이식 조직의 혈관을 손상시킨다.

3. 이식신 거부 반응

임상적으로 이식신 거부 반응(allograft rejection)의 분류는 이러한 면역 기전에 따른 분류라기보다는 조직 병리에 따른 분류이다.

1) 초급성 거부 반응(hyperacute rejection)

이식 후 수분에서 수시간 후에 이식 조직의 혈관이 혈전으로 막힌다(vascular rejection). 이미 존재하는 항체(ABO imcompatibility, cytotoxic antibody to donor HLA, 혈관내피세포에 대한 항체)에 의한 antibody-dependent cytotoxic hypersensitivity가 기전

이다. 항체역가가 낮을 때에는 거부 반응이 다소 늦게(수일 후) 나타날 수 있다(accelerated rejection).

2) 급성 거부 반응(acute rejection)

이식 후 일수에서 3개월 후에 혈관염(vasculitis)의 형태(acute vascular rejection)나 세포 침윤의 형태(acute cellular rejection)로 나타난다. acute cellular rejection은 CTL-mediated lysis와 activated macrophage-mediated lysis(DTH)가 기전이다.

3) 만성 거부 반응(chronic rejection)

이식 후 3개월 이후에 섬유화(fibrosis)의 형태로 나타난다. 반복적인 급성 거부 반응, 서서히 진행하는 염증 반응이나 graft arteriosclerosis(chronic ischemia)의 결과로 생각한다.

4. 면역 억제제

신장 이식에서 가장 흔히 사용되고 있는 면역 억제제(표 8-1)의 조합은 triple therapy(corticosteroid + MMF + cyclosporine)이다.

1) Corticosteroid

가장 강력한 소염제이고, T 임파구 활성화를 가장 초기 단계에서 차단하는 광범위 비특이적 면역 억제제이다. 작용 기전은 mononuclear phagocyte에서 IL-1, IL-6, TNF와 같은 cytokine 생성을 억제한다.

표 8-1 면역 억제제의 작용 기전 및 부작용

약 물	기 전	부작용
Glucocorticoids	세포질수용체 및 열충격단백(HSP)과 결합하여, IL-1, 2, 3, 6, TNF-α 및 IFN-r의 전사를 차단한다.	고혈압, 당뇨병, 이상지질혈증, 골다공증
Cyclosporine (CsA)	cyclophilin 및 calcineurin과 결합하여, IL-2 생성을 차단한다.	신독성, 고혈압, 당뇨병, 이상지질혈증, 다모증, 잇몸비대
Tacrolimus (FK506)	FKBP-12 및 calcineurin과 결합하여, IL-2 생성을 차단한다.	CsA와 유사하나, 다모증은 드물고 당뇨병은 더 많다.
Azathioprine	mercaptopurine 유사물질로서, 퓨린합성을 억제한다.	골수억제(백혈구>적혈구>혈소
Mycophenolate mofetil(MMF)	inosine monophosphate dehydrogenase에 의해 퓨린합성을 억제한다.	설사, 근육경련, 그러나 골수억제는 드물다.
Sirolimus	FK506과 유사한 macrolide로 FKBP-12와 결합하지만 P70 S6 kinase를 억제하여 IL-2 수용체 경로를 차단한다.	고지혈증, 혈소판감소증

2) Anti-nucleic acid

① **Azathioprine** (immuran)

Antimetabolite(purine analogue)로써 DNA 복제를 차단함으로써 세포 증식을 억제한다.

② **Mycophenolate mofetil** (MMF)

Azathioprine과 작용 기전이 비슷(퓨린 합성을 억제)하지만 골수 억제 부작용은 적으며, 거부 반응의 예방 및 치료에 효과가 좋아서 최근에는 azathioprine 대신에 많이 사용되고 있다.

3) Anti-transcription factor

① Cyclosporine

TCR signal transduction pathway중 cyclophilin과 결합하여 calcineurin을 억제한다. 결과적으로 IL-2 유전자 전사(transcription)를 억제함으로서 T-임파구의 성장과 분화를 억제한다.

② Tacrolimus (FK506)

Cyclosporine과 마찬가지로 곰팡이 균에서 추출한 macrolide 계열의 항생제이다. Cyclosporine 구조와 서로 다르지만 작용 기전은 유사하다.

③ Sirolimus (rapamycin)

FK506 구조와 유사하고 곰팡이균에서 추출한 macrolide계열의 항생제이다. 작용 기전은 FK506과 달리 IL-2R signal transduction pathway중 p70 S6 kinase의 인산화를 차단한다.

4) Anti-lymphocyte agent

① Polyclonal antibody (ALG or ATG)

1960-1970대에 사용되었던 ALG(antilymphocyte globulin)과 ATG(antithymocyte globulin)가 이에 해당하는 약제로서 급성 거부 반응의 치료에 이용하였다.

② Monoclonal antibody (OKT3)

1980대 이후에 급성 거부 반응의 치료에 널리 사용하게 된 약제로서 anti-CD3 monoclonal antibody이다.

5) Plasmapheresis

이미 존재하는 항체를 제거한다.

5. 이식신 기능 장애

이식신 기능 장애(allograft dysfunction)의 임상 소견은 고질소혈증이고, 원인은 거부 반응, 수술 관련 합병증(arterial stenosis, venous thrombosis, ureteral necrosis, urinoma, lymphocele, vesicoureteral reflux), cyclosporine 신독성, 사구체 질환(recurrent or de novo), ATN, 감염 등이 있다.

Primary nonfunction은 이식 직후부터 신기능이 돌아오지 않은 경우로 초급성 거부 반응이나 수술 관련 합병증에 의한 것이 많다. 조기 기능장애(early dysfunction)는 이식 직후에는 신기능이 좋아졌다가 조기에 신부전이 발생하는 경우로 급성 거부 반응, cyclosporine 신독성, 신전성 및 신후성 급성신부전, ATN, 감염 등에 의한 것이 많다. 후기 기능장애(late dysfunction)는 초기에는 신기능이 좋다가 후기(이식 3개월 이후)에 신부전이 발생하는 경우로 급성 및 만성 거부 반응, cyclosporine 신독성, 사구체 질환(recurrent or de novo) 등에 의한 것이 많다.

6. 합병증

1) 감 염

면역 억제제 사용에 의해 감염이 잘 발생할 수 있을 뿐만 아니라 감염의 임상 소견도 비전형적인 소견을 보여 진단에 어려움이 있다. 이식 후 1개월 미만(상처 감염, Herpes virus, oral candidiasis, 요로감염), 1-6개월(*Pneumocystis carinii,* Cytomegalovirus), 6개월 이후(*Aspergillus*, *Norcardia*, BK virus, Herpes zoster) 시기별로 흔한 원인 균이 다르다.

2) 악성 종양

종양의 발생 빈도는 5-6%로 일반인보다 100배 이상 높고, 면역 억제제의 용량과 기간에 비례한다. 흔한 빈도 순으로 피부 및 입술의 squamous cell carcinoma, Non-Hodgkin's lymphoma, 자궁경부암, Karposi's sarcoma가 종종 발생하므로 감시(surveillance)가 필요하다.

3) 심혈관계 합병증

고혈압의 원인은 native kidney, 거부반응, 신혈관 협착증 및 cyclosporine 신독성 등이 있고, 항고혈압제로 CCB가 흔히 사용된다. 심근경색 및 뇌졸중에 의한 사망률이 높다. 그 요인으로 스테로이드, 당뇨병, 고혈압 및 고지혈증 등이 관여한다.

4) 소화기 합병증

상부 위장관 출혈, 췌장염 및 간기능 장애가 종종 발생한다. 간기능 장애의 원인으로는 바이러스(HBV, HCV, CMV, EBV, HSV) 간염이 흔하고, 약물(CsA, azathioprine, 지질저하제)에 의한 독성 간염도 발생할 수 있다.

5) 빈 혈

대부분의 신장 이식 환자는 적혈구 생성 인자 생성이 회복되어 빈혈이 정상화되지만 azathioprine이나 MMF를 사용하여 골수가 억제되거나 장기간 스테로이드를 사용하여 위장관 출혈로 인한 빈혈이 발생할 수 있다.

6) 대사 장애

이식 후에도 여전히 남아 있는 부갑상선기능항진증에 의해 약 15-30%에서 고칼슘혈증이 관찰되고, 고요산혈증에 의해 약 10%에서 통풍이 발생하며, 약 5-10%에서는 스테로이드에 의해 당뇨병이 유발된다.

7. 신장 이식의 성적

사체 공여자에 의한 이식신의 1년 및 5년 생존율은 각각 약 85-90%, 55-65% 이고, 혈연 관계가 있는 생체 공여자에 의한 이식신의 1년 및 5년 생존율은 각각 약 90-95%, 60-85% 이다. 혈연관계가 없는 생체 공여자에 의한 이식신의 생존율은 사체 공여자보다 좋으며, 혈연 관계가 있는 생체 공여자에 의한 이식신의 생존율에 육박한다.

9 사구체 질환

1. 정 의

① 사구체신염(glomerulonephritis: GN)은 사구체병증(glomerulopathy)과 별로 구별하지 않고 사용하기도 하지만, 염증(백혈구 침윤, 항체 침착, 보체 활성화)이 있는 사구체 질환에 국한하여 사용하는 경우도 있다.

② 일차성 사구체 질환(primary glomerular disease)은 병리가 신장에 국한되어 있고 전신 증상은 사구체 기능 장애의 이차적인 결과(폐부종, 고혈압, 요독증)이다. 이차성 사구체 질환(secondary glomerular disease)은 기저 질환(underlying disease) 혹은 전신 질환(systemic disease)이 존재하고 사구체 질환은 전신 질환의 이차적인 결과이다.

③ 급성 사구체신염(acute GN: AGN)은 수일에서 수주 동안의 질병 경과를 보이는 경우이고, 아급성 사구체신염(subacute GN) 혹은 급속진행 사구체신염(rapidly progressive GN: RPGN)은 수주에서 수개월 동안의 질병 경과를 보이며, 만성 사구체신염(chronic GN: CGN)은 수개월에서 수년 동안의 질병 경과를 보인다.

④ 병리 소견에서 초점(focal)은 전체 사구체 중에서 50% 미만의 사구체에만 병변이 존재하는 경우이고, 미만(diffuse)은 전체 사구체 중에서 50% 이상의 사구체에 병변이 존재하는 경우이다. 분절(segmental)은 병변이 존재하는 사구체의 일부분에만 병변이 존재하는 경우이고, 통괄(global)은 병변이 존재하는 사구체의 거의 전부분에 병변이 존재하는 경우이다.

⑤ 병리 소견에서 증식(proliferative)은 사구체 세포 자체의 증식인 경우와, 백혈구 침윤에 의한 세포 과다인 경우로 구분된다. 사구체 세포 자체의 증식은 혈관 내피 세포 및 혈관 사이 세포(mesangial cell)의 증식과 같은 모세혈관내(intracapillary or endocapillary) 증식과, Bowman's space 상피 세포의 증식과 같은 모세혈관외(extracapillary) 증식으로 구분된다. 병리 진단인 초승달사구체신염(crescentic GN)은 모세혈관외증식사구체신염(extracapillary proliferative GN)으로 임상 진단인 RPGN의 병리 진단이다.

2. 사구체병증의 주요 임상 진단 및 병리 진단과 임상병리학 상관 관계

다양한 사구체병증의 많은 경우에서 각각의 원인이 구체적으로 밝혀져 있지 않기 때문에 대부분 사구체병증의 분류는 임상 진단(임상 증후군) 혹은 병리 진단으로 이루어진다.

1) 사구체병증의 5가지 주요 임상 진단은 급성신장염(acute nephritis or AGN), 급속진행사구체신염(RPGN), 신증후군(NS) 무증상 요이상(AU), 만성사구체신염(CGN)이다.

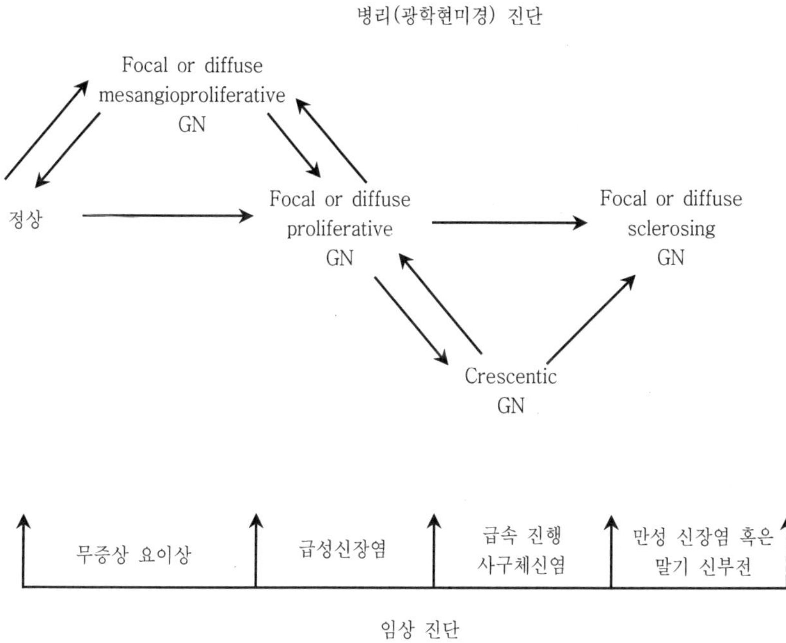

그림 9-1 사구체병증의 임상병리학 상관 관계

2) 사구체병증의 병리 진단은 염증성(inflammatory) 사구체병증, 사구체여과장벽(glomerular filtration barrier)에 병변이 발생하는 사구체병증, 사구체침착질환(glomerular deposition disease), 혈전미세혈관병증(thrombotic microangiopathy), 비면역기저막 이상(nonimmune basement membrane abnormalities)으로 분류할 수 있다.

3) 임상병리학 상관 관계(clinicopathologic correlation: 그림 9-1)는 다양한 조합이 가능하다. 가령 하나의 임상 진단에 다양한 병리 진단이라는 상관 관계가 가능할 뿐만 아니라, 하나의 병리 진단에 다양한 임상 진단의 상관 관계도 가능하다. 그러

나 대표적인 임상병리학 상관 관계는 다음과 같다.

① 염증성 사구체병증에는 초점증식사구체신염(focal proliferative GN), 혈관사이세포증식사구체신염(mesangial proliferative GN), 미만증식사구체신염(diffuse proliferative GN), 초승달사구체신염 등이 있다. 이와 같은 염증성 사구체병증의 주요 임상 진단은 급성신장염이나 RPGN이고, 전형적인 임상 소견은 혈뇨, 적혈구원주, 단백뇨(<3g/day, subnephrotic proteinuria) 등과 같은 신장염유형(nephritic-type)이다.

② 사구체여과장벽에 병변이 발생하는 사구체병증은 미세변화질환(MCD), 국소분절사구체경화증(FSGS), 막성사구체신염(membranous GN) 등이 있다. 이와 같은 사구체병증의 대표적인 임상 진단은 신증후군이다. 막증식사구체신염(MPGN)은 신장염유형과 신증후군 소견을 모두 보이는 경우가 많다.

③ 사구체침착질환은 파라단백질(paraprotein), 섬유원성(fibrillar) 물질 등이 혈관 밖 사구체에 침착하는 질환으로, 아밀로이드(amyloid), 한랭글로불린혈증(cryoglobulinemia), 경쇄침착질환(light chain deposition disease), 섬유원성사구체신염(fibrillar/immunotactoid GN) 등이 있다. 이와 같은 사구체침착질환의 임상 소견은 신장염유형, 신증후군, 혹은 두 가지 소견 모두를 보여준다.

④ 혈전미세혈관병증은 응고 장애 및 내피 세포 손상에 의해 사구체 모세혈관에 미세 혈전이 생기는 질환으로, 용혈요독증후군(HUS), 혈전저혈소판혈증자색반병(TTP) 등이 있다. 대표적인 임상 진단은 급성 혹은 급속 진행 신부전이고, 급성신장염이나 RPGN에서 관찰되는 신장염유형보다 가벼운 요검사 소

견을 보인다.

⑤ 비면역 기저막 이상은 유전성 신장염(Alport's syndrome), 얇은기저막병(thin basement membrane disease) 등이 있고, 대표적인 임상 진단은 무증상 요 이상 혹은 신부전이다.

3. 사구체 손상 기전

사구체 손상의 정도를 좌우하는 요소는 원인, 이차 매개체(secondary mediator), 사구체 손상 부위, 발병 속도와 강도 등이 있다. 가령 ① 손상의 원인에 따라 면역학적 사구체 손상은 염증성 사구체병증을 초래할 수 있고, 대사성 사구체 손상이나 사구체 침착 질환은 신증후군과 사구체경화를 초래할 수 있다. ② 손상의 부위에 따라 내피 세포 및 내피 세포 아래(subendothelial space) 부위 손상은 염증성 사구체병증이나 혈전미세혈관병증을 초래할 수 있고, 사구체간질(mesangium) 부위 손상은 무증상 요이상이나 가벼운 신부전을 초래할 수 있으며, 상피세포아래(subepithelial space) 부위 및 내장쪽 상피세포(visceral epithelium) 부위 손상은 신증후군을 초래할 수 있고, 벽쪽 상피세포(parietal epithelium) 부위 손상은 초승달사구체신염 및 RPGN을 초래할 수 있다. ③ 발병 속도와 강도의 예를 보면, PSGN은 면역복합체가 사구체모세혈관벽에 빠르게 침착하여 흔히 염증성 사구체병증을 초래하고, IgA 신증은 면역복합체가 사구체간질에 서서히 침착하여 흔히 무증상 요이상이나 오랜 기간에 걸쳐 서서히 진행하는 신부전을 초래하는 경우가 있다.

1) 유전성 사구체 질환

대표적인 유전성 사구체 질환인 Alport's syndrome은 X 염색체에 위치한 제4형 콜라젠 α5 사슬 유전자의 변이에 의해 비면역 기저막 이상이 발생하고, 무증상 요이상(혈뇨)과 신부전이 초래된다. 다른 유전성 사구체 질환으로는 얇은기저막병, 손발톱 슬개골 증후군(nail-patella syndrome), 부분 지방 이상증(partial lipodystrophy) 등이 있다.

2) 면역학적 사구체 손상

대부분의 후천성 사구체신염의 사구체 손상 기전은 면역 기전에 의한 것이다. 면역학적 사구체 손상은 체액 면역에 의한 항체의 침착이 가장 많고, 항체 의존 세포 매개 세포 독성(antibody dependent cell mediated cytotoxicity)과 pauci-immune GN에서는 세포 면역에 의한 사구체 손상이 주요 기전이다.

가) 체액 면역에 의한 사구체 손상

· 사구체에 항체가 침착되는 주요 기전은 다음과 같다.

① 사구체에 존재하는 자가 항원과 혈액 내에 있는 자가 항체가 반응한다. (e.g., Goodpasture's syndrome)

② 사구체에 자리를 잡은 외부 항원과 혈액 내에 있는 항체가 사구체내 제자리에서 면역복합체(in situ immune complex)를 형성한다. (e.g., PSGN)

③ 혈액 내에서 형성된 면역복합체(circulating immune complex)가 사구체 내에 포착(trapping)된다. (e.g., cryoglobulinemia-associated GN)

· 그밖에 사구체에 면역복합체가 침착되지 않으면서 발생하는 체액 면역에 의한 사구체 손상의 주요 기전은 혈액 내에 있는 자가 항체인 ANCA(antineutrophil cytoplasm antibody)와 AECA(antiendothelial cell antibody)에 의한 사구체 손상이다.

· 인체가 외부 항원에 노출될 때 신장염을 일으키는 자가 항체(nephritogenic autoantibody)가 생성되는 주요 기전은 다음과 같다.

① 외부 항원이 사구체 항원과 구조적으로 유사하여, 외부 항원에 의해 형성된 항체가 사구체 항원에도 상호 반응하게 된다. (molecular mimickry)

② 외부 항원이 사구체 세포의 MHC class II 분자의 발현을 변형시켜, 그 결과 자가 항체가 형성된다.

③ 외부 항원이 B 임파구의 다클론 활성(polyclonal activation)을 유발하고, 형성된 항체 가운데 일부가 신장염을 일으키는 자가 항체가 된다. 혹은 다른 기전에 의해 면역 관용(immune tolerance)이 파괴되어 자가 항체가 형성된다.

· 사구체 내에 침착되는 자가 항체의 위치는 항원, 항체, 면역복합체의 특성(크기, 전하, 친밀도 등)에 의해 결정되고, 그 결과 병리 소견과 임상 소견이 달라진다. 가령 음전하 항원은 음전하 GBM과 충돌하여 내피세포아래나 사구체간질에 포착된다. 그러나 양전하 항원은 음전하 GBM을 통과하여 상피세포아래나 GBM에 침착된다. 내피세포아래(e.g, PSGN)나 사구체간질(e.g, HSP nephritis)에 항체가 침착되면, 이곳에서 형성된 염증 매개체가 내피세포 등을 활성화시키고, 백혈구, 혈

소판 등이 침윤되며, 각종 염증 물질들이 사구체 손상을 유발하여, 염증성 사구체병증(병리 소견), 급성신장염이나 RPGN(임상 소견)이 초래된다. 그러나 상피세포아래(e.g, membranous nephropathy)에 항체가 침착되면, GBM에 의해 염증 세포와의 접촉이 차단되어, 염증 세포 침윤이 별로 없는 사구체 여과 장벽에 병변(병리 소견), 신증후군(임상 소견)이 초래된다.

나) 세포 면역에 의한 사구체 손상

T 임파구는 사구체 손상의 독립적인 매개체(mediator)이고, 신장염을 일으키는 자가 항체 생성의 조정자(modulator) 역할을 한다. T 임파구가 항원과 접촉한 후 활성화 되면, 시토카인(cytokine)과 같은 매개체가 분비되어, 백혈구 침윤, 세포 독성, 섬유 발생(fibrogenesis) 등을 자극한다. CD4 T 임파구는 대식세포를 동원하고 B 임파구 증식을 자극하고, CD8 T 임파구는 NK 세포와 함께 사구체 손상을 촉진한다. 또한 T 임파구에서 분비된 수용성 인자(soluble factor)는 MCD와 FSGS의 단백뇨 발생 기전에 관여된다.

3) 비면역학적 사구체 손상

① 대사성 손상

탄수화물이나 지질 대사 장애는 사구체 손상을 유발할 수 있다. 대표적으로 당뇨병에서 고혈당이 사구체 손상을 초래하는 기전은 다음과 같다. ⓐ 진행성당화종말생성물(advanced glycosylation end products: AGEs)이 사구체 손상을 초래한다.

ⓑ 고혈당이 reactive oxygen species 생성, sorbitol 축적, protein kinase C 활성화, mitogen-activated protein kinases 등에 의해 사구체 손상을 초래한다. ⓒ 고혈당에 의해 유발된 사구체고 혈압이 혈관 사이 세포 비대, 기질(matrix) 생성의 증가, 사구체 경화를 초래한다.

유전성 리소솜 효소 결핍에 의한 대사 장애는 FSGS를 초래할 수 있다. α-galactosidase 결핍에 의한 Fabry‘s disease와, N-acetylneuraminic acid hydrolase 결핍에 의한 sialidosis 등이 그러한 경우이다.

② 혈류역학 손상

전신 고혈압이나 사구체 혈류역학 변화에 의한 사구체내 고혈압은 사구체 손상의 주요 원인이다. 악성 고혈압은 들세동맥(afferent arteriole)과 사구체의 섬유소성괴사(fibrinoid necrosis)와 혈전미세혈관병증(thrombotic microangiopathy)(그림 9-2)을 유발하고, 신장염 유형의 요침사 소견과 급성신부전을 초래한다. 지속적인 전신 고혈압은 세동맥의 수축과 경화를 유발하고(그림 9-3), 사구체 및 세뇨관의 위축과 경화를 초래한다. 한편 전신고혈압이 없더라도 사구체 질환이나 동종 이식 신부전에서 발생한 사구체내고혈압은 기질(matrix) 생성의 증가와 사구체 경화를 초래한다.

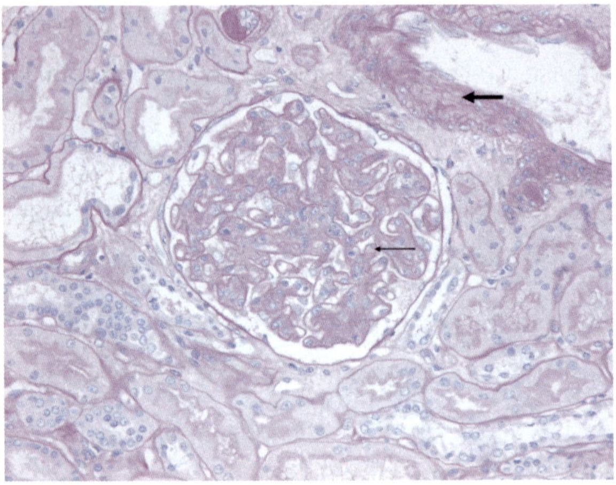

그림 9-2A 혈전미세혈관병증 (thrombotic microangiopathy) : diffuse endothelial swelling (thin arrow)에 의한 capillary lumen의 collapse (bloodless glomerulus)와 arterial fibrinoid necrosis (thick arrow)가 관찰된다. (LM, PAS, ×400)

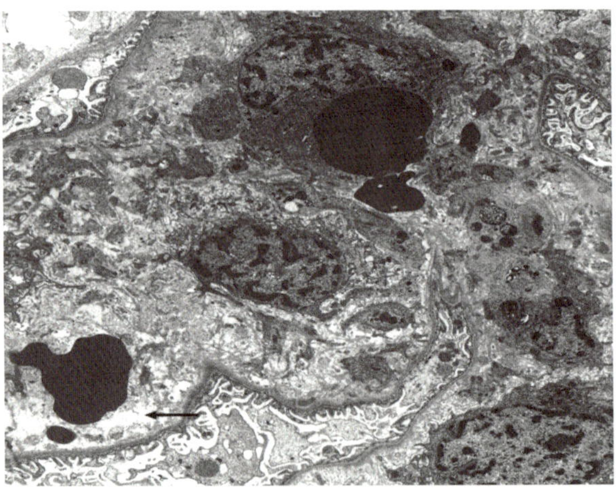

그림 9-2B 혈전미세혈관병증(thrombotic microangiopathy) : sudendothelial space widening(arrow)이 관찰된다. (EM)

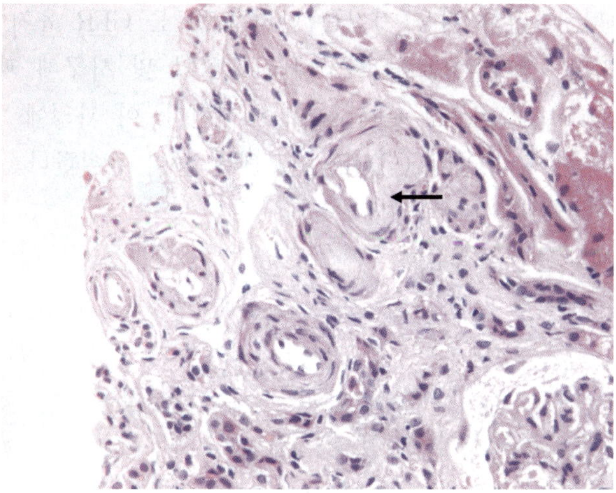

그림 9-3 고혈압성 신증(hypertensive nephropathy) : 세동맥(arteriole)의 hyaline wall thickening(arrow)이 관찰된다(hyaline arteriolo-sclerosis). (LM, H&E, ×400)

③ 기 타

감염이나 독성 물질에 의해 사구체 손상이 초래될 수 있다.

4) 만성 진행성 사구체 질환의 손상 기전

사구체 손상의 마지막 단계인 만성 진행성 사구체 질환의 2가지 주요 병리 소견은 FSGS와 세뇨관간질섬유화(tubulointerstitial fibrosis)이다.

① 이차성 FSGS

사구체 손상의 원인에 관계없이 일단 발생한 네프론 소실은 남아있는 네프론의 들세동맥 혈관 확장과 사구체 내압 및 사구체 여과 증가(glomerular hypertension and hyperfiltration)를 유발한다. 이러한 적응 기전은 단기적으로는 GFR 유지에 도움이 되지만, 장기적으로는 사구체내 고혈압 및 사구체 과여과에 의한 FSGS 및 global sclerosis가 초래된다. 이 과정에 TGF-β, 안지오텐신 II, PDGF, CTGF, 엔도텔린 등이 관여한다.

② **세뇨관간질섬유화**

중등도 이상의 사구체신염은 다양한 정도의 세뇨관간질염증 및 섬유화를 수반하고, 그 정도는 신기능의 감소와 밀접한 상관 관계가 있다. 사구체신염에서 세뇨관간질염증이 동반되는 기전은 ⓐ 자가 면역 질환에 의해 사구체신염과 세뇨관간질염증이 동시에 발생, ⓑ 사구체신염에서 생성된 매개체가 세뇨관간질염증을 초래, ⓒ 단백뇨에 의한 세뇨관 상피세포의 손상, ⓓ 심한 사구체신염이나 사구체 경화가 있는 부위의 아래로 세뇨관간질의 허혈성 손상 등이 거론되고 있다.

4. 사구체 질환의 임상적 접근 방법

① 사구체 질환의 임상 진단을 확인한다.
② 사구체 질환의 병리 진단을 확인한다.
③ 사구체 질환이 일차성인지, 아니면 전신 질환에 의한 이차성인지를 확인한다.

Ⅰ. 5가지 주요 사구체병증

1. 급성신장염 및 RPGN

1) 임상 소견

핍뇨, 부종, 고혈압, 혈뇨, 적혈구원주, 단백뇨(<3.0g/day), 고질소혈증(급성신부전)

2) 병리 소견

급성신장염의 전형적인 병리 소견은 염증성 사구체병증(증식 사구체신염)이고, RPGN의 병리 소견은 초승달사구체신염이다(그림 9-4).

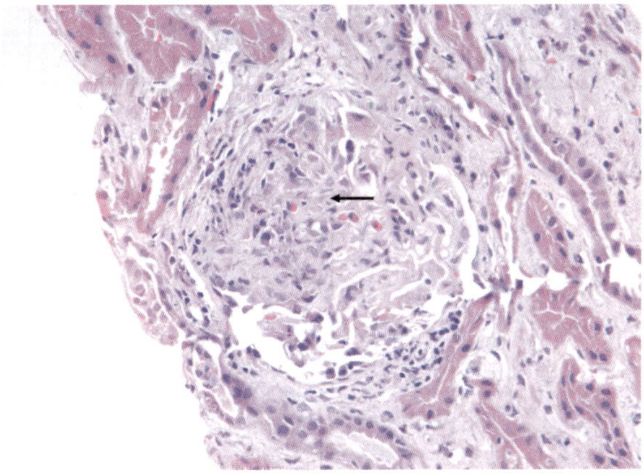

그림 9-4 초승달사구체신염(crescentic GN) : fibrocellular crescent(arrow)가 관찰된다. (LM, H&E, ×400)

3) 원인 및 감별 진단

급성신장염 및 RPGN은 신속한 치료가 되지 않으면 비가역

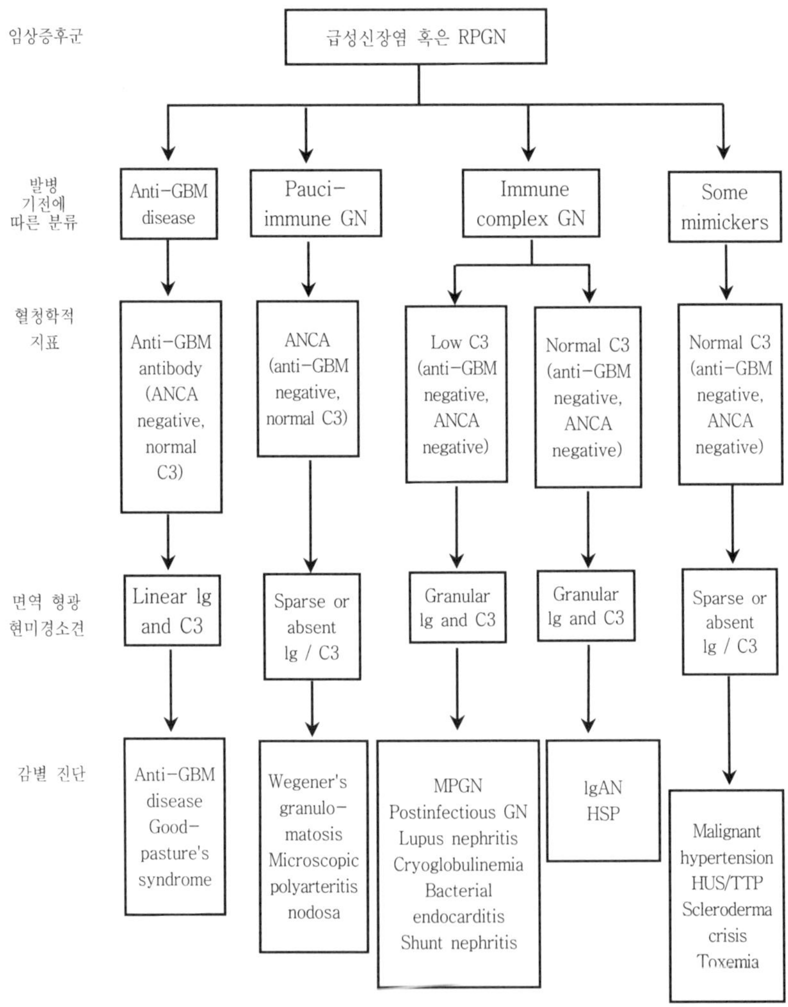

그림 9-5 급성신장염 및 RPGN의 원인 및 감별 진단

적 신부전으로 진행될 수도 있으므로 신생검 및 혈청학적 검사를 통한 조기에 원인 진단이 중요하다(그림 9-5).

신생검이 원인 진단에 필수적인 표준(gold standard)이다. 특히 면역형광(IF)소견으로 원인을 3가지로 분류할 수 있다; ① 면역글로불린이 산재해 있는(scattered) 과립 모양으로(granular) 침착되는 면역복합체 사구체신염(immune-complex GN), ② 면역글로불린이 GBM을 따라 선형으로(linear) 침착되는 anti-GBM disease, ③ 면역글로불린 침착이 희미하거나 없는 pauci-immune GN.

3가지 혈청학적 검사(C3, 항-GBM 항체, ANCA)가 원인 진단에 도움이 된다. 면역복합체 사구체신염은 흔히 C3 감소가 관찰되고, anti-GBM disease의 90% 이상은 항-GBM 항체가 양성이며, pauci-immune GN의 대부분은 ANCA 양성이다. 그러나 면역복합체 사구체신염과 anti-GBM disease의 약 20% 정도는 ANCA 양성일 수 있다.

4) 발병 기전에 따른 분류

가) 면역복합체 사구체신염에 의한 급성신장염 및 RPGN

급성신장염의 70% 이상, RPGN의 45% 정도를 차지한다. 특별한 원인이 없는 특발성(idiopathic)인 경우와 감염, SLE, 한랭글로불린혈증, Henoch-Schönlein 자반증(HSP) 등에 의한 이차성인 경우가 있다.

① 감염후사구체신염 및 연쇄구균감염후사구체신염

바이러스, 세균, 진균 및 기생충 감염후 합병증으로 감염후사구체신염(PIGN)이 발생할 수 있다. 연쇄구균감염추사구체신염

(PSGN)은 감염후사구체신염의 전형이고, 급성신장염의 가장 흔한 원인이다. 원인균인 group A β-hemolytic streptococcus에 의한 인두염이나 농가진(impetigo) 감염 7일-7주(잠복기: 평균 10일-2주) 후 발병한다. 전형적인 임상소견은 급성신장염과 핍뇨성 급성신부전이다. 보체(alternate pathway) 활성화에 의해 C3와 CH50은 감소되나 C4는 정상이며, 대부분 6-8주 이내에 정상화된다. 그러나 지속적으로 보체 감소가 관찰되면 MPGN 등을 감별해야 한다. PSGN의 대부분은 연쇄구균 세포외효소(exoenzyme)에 대한 항체(ASO, anti-DNAse B, ASKase, anti-NADase, AHase) 양성이다.

PSGN은 신생검은 하지 않고 임상 소견과 혈청학적 검사로 진단하는 경우가 많다. 광학현미경(LM)소견은 diffuse proliferative GN이고, IF소견은 IgG와 C3가 미만 과립 침착하여 "starry sky" 모양이며, 전자현미경(EM)소견은 내피세포아래, 상피세포아래(subepithelial humps) 및 사구체간질 부위에 면역복합체(electron dense deposit: EDD) 침착이 관찰된다(그림 9-6).

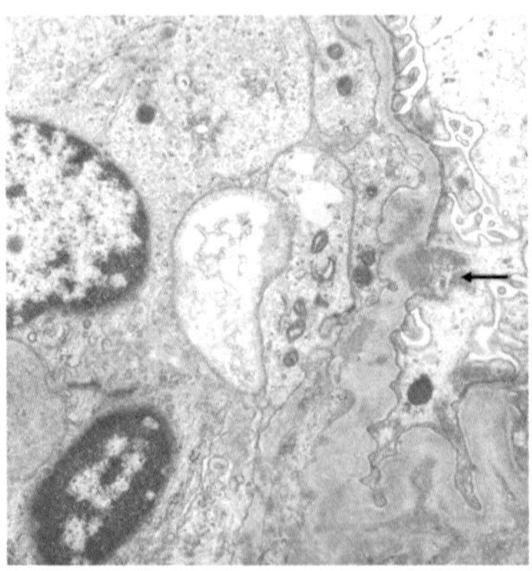

그림 9-6 연쇄구균감염후사구체신염(PSGN) : subepithelial hump(arrow)가 관찰된다. (EM)

치료는 안정을 취하고, 수분 및 나트륨을 제한하며, 항생제(7-10일), 이뇨제(loop diuretics) 및 항고혈압제를 투여하며, 드물지만 투석이 필요한 경우도 있다.

② 루푸스신장염

SLE 환자의 40-85%에서 신장염이 동반된다. 루푸스신장염(lupus nephritis)은 SLE의 가장 심각한 소견으로 임상소견은 무증상 요이상, 급성신장염, 신증후군, 만성사구체신염 등으로 다양하다. 루푸스신장염 환자의 75-90%에서 보체가 감소되어 있고, 95-99%에서 항핵항체(ANA)가 관찰되며, 항 dsDNA 항체는 SLE 진단에 특이적(specific)일 뿐만 아니라 루푸스신장염 활성도와 상관 관계가 있다.

루푸스신장염의 진단에 신생검은 예후 판정과 치료 방침 결정에 매우 유용하다. 세계보건기구(WHO) 분류는 class I(정상), II(mesangial proliferative GN), III(focal proliferative GN), IV(diffuse proliferative GN; DPGN)(그림 9-7), V(membranous

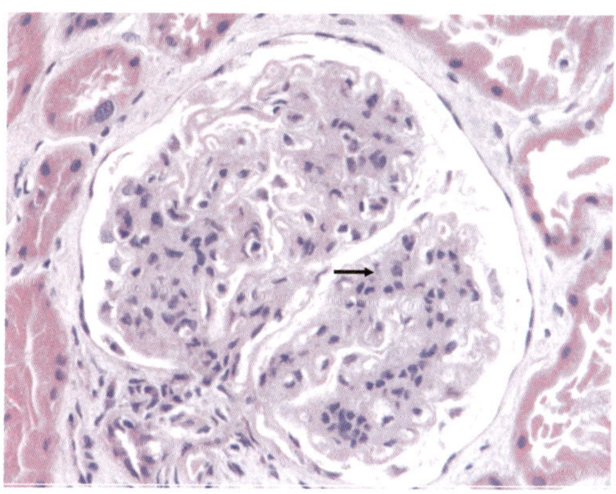

그림 9-7 루푸스신장염(lupus nephritis) : DPLN : segmental loop necrosis(arrow)가 관찰된다(segmental necrotizing endocapillary proliferative GN). (LM, H&E, ×400)

GN), VI(sclerosing GN)이고, 아울러 염증의 정도(가역적)와 만성도(비가역적)를 알 수 있다. Antiphospholipid antibody syndrome(APS) 소견(tissue plasminogen activator의 감소, α_2-antiplasmin의 증가)을 보이는 SLE 환자의 일부에서는 혈전미세혈관병증 소견을 보이는 경우도 있다.

일반적으로 class I과 II이거나 만성도가 심한 class VI인 경우에는 루푸스신장염에 대해 추가 조치는 필요하지 않고, class III, IV, V인 경우에는 적극적인 면역억제제 요법(prednisolone는 초기 용량 1mg/kg/day을 서서히 감량하여 6개월 후에는 유지 용량 5-10mg/day 사용하고, cyclophosphamide는 초기 용량 0.5-1.0g/m^2을 매달 한 번씩 경정맥 투여하고 6개월 후에는 3개월마다 한 번씩 30개월 동안 투여하며, mycophenolate mofetil은 cyclophosphamide를 사용하기 어려운 경우에 2-3g/ day 경구 투여)이 필요하다. 만약 class IV(DPGN)인데 치료하지 않으면 2년내에 거의 모두 말기신부전으로 진행한다. APS에 의한 혈전미세혈관병증 소견을 보이는 환자는 혈전 예방을 위해서 INR 3.0을 목표로 장기간 항응고제로 치료한다. 혈전미세혈관병증에 이차적으로 급성신부전이 발생한 경우(HUS, TTP)는 혈장분리교환술(plasmapheresis)이 도움이 될수 있다. 또한 루푸스신장염에 동반된 고혈압, 고지혈증, 고혈당을 철저히 조절해야 하고, ACE 차단제나 ARB 사용이 필요하다.

적극적인 면역억제제 요법에도 불구하고 염증의 정도가 심한 루푸스신장염 환자의 약 20% 정도는 말기신부전으로 진행된다. Class IV(DPGN) 루푸스신장염은 가장 흔하지만 가장 예후가 나쁘다. 치료 효과나 재발의 예측 지표로 요침사 활성도, 단백뇨, GFR, 혈청 보체 농도, 항 dsDNA 항체 등이 유용하다. 일반적으로 SLE의 활성도는 신부전이 진행되면 약화되어, 투석이나 신장이식후에 SLE가 악화되거나 신장염이 재발하는 경우는 드물다.

③ 한랭글로불린혈증 사구체신염(cryoglobulinemic GN)

한랭글로불린혈증은 자반증, 관절염, 쇄약감, 말초신경병증, 사구체신염을 특징으로 하는 전신혈관염의 임상소견을 보인다. 본태성 혼합한랭글로불린혈증(essential mixed cryoglobulinemia; EMC)은 대부분 만성 C형 간염바이러스 감염과 관련이 있다. 신장병은 주로 EMC에서 관찰되며, MPGN이 가장 흔하다. 신장병의 전형적 임상 소견은 신증후군, 혈뇨 및 고혈압이고, 급성신장염이나 급성신부전이 발생하는 경우도 있다. 혈중 한랭글로불린, 류마티스인자 양성이고, 보체 감소가 흔히 관찰된다.

치료는 스테로이드, cyclophosphamide, 혈장분리교환술 등이 있으나 결과는 만족스럽지 않다. C형 간염바이러스 감염 치료인 INF-α, ribavirin에 효과가 있으나 재발이 흔하다.

④ IgA 신증 and HSP 신장염

IgA 신증은 사구체간질에 IgA가 주로 침착되는 신장 질환이고, HSP 신장염은 IgA 신증 소견과 자반증, 관절통 및 복통 등이 동반되는 전신 질환이다. 두 질환은 별개의 질환이라기보다는 한 질환의 다른 스펙트럼이라고 할 수 있다. 임상 소견은 주로 무증상 요이상 및 급성신장염이고, 병리 소견은 mesangial proliferative GN이다. 치료는 면역억제제에 효과가 없고, 지지 요법에 의존한다.

나) Anti-GBM disease에 의한 급성신장염 및 RPGN

Anti-GBM disease는 제4형 콜라젠 α3 사슬의 비콜라젠 영역(noncollagenous domain)에 대한 자가 항체에 의해 RPGN이 초래되는 자가 면역 질환이다. 급성신장염의 1% 미만, RPGN의 10% 미만을 차지하는 드문 질환이다. 제4형 콜라젠 α3 사슬은 사구체 및 폐포 기저막에 주로 존재한다. Anti-GBM 신장염과 폐출혈이 동반되는 경우는 Goodpasture's syndrome이라 한다. 90% 이상에서 혈청 anti-GBM 자가 항체 양성이고, 확진은 신생검에 의해 이루어진다. 가끔 Alport's syndrome 환자(제4형 콜라젠 α5 사슬의 선천적 결함)에서 신장 이식 후에 anti-GBM 신장염이 이식신에서 발생(정상 신장에서 존재하는 제4형 콜라젠 α5 사슬을 이물질로 인지하여 항체 형성)하는 경우가 있다.

치료는 혈장분리교환술(매일 혹은 격일로 anti-GBM 자가항체가 음성이 될 때까지 시행, 약 1-2주 소요)을 시행하고, 동시에 prednisolone(1mg/kg/day)과 cyclophosphamide(2-3mg/kg/day) 혹은 azathioprine(1-2mg/kg/day)을 병행 투여한다. 이와 같은 적극적인 치료를 하지 않으면 80% 이상이 1년 이내에 말기신부전으로 진행하지만, 치료를 적기(Scr≤5mg/dL)에 시작하면 10% 정도까지 줄일 수 있다. 재발하는 경우도 있지만 흔히 항체 상승이 선행되므로 정기적으로 항체 역가를 측정한다. Anti-GBM 자가 항체가 6개월-1년 이상 지속적으로 음성이면 신장 이식을 해도 재발은 드물다.

다) Pauci-immune GN에 의한 급성신장염 및 RPGN

Pauci-immune GN이란 신생검의 IF와 EM에서 면역 물질의

착이 희미하거나 없는 경우로, idiopathic renal-limited crescentic GN, microscopic polyangiitis nodosa(PAN), wegener's granulomatosus 등이 대표적인 질환이다. 이상의 세 질환은 임상소견과 병리 소견이 비슷하여 별개의 질환이라기보다는 한 질환의 다른 스펙트럼이라고도 볼 수 있고, 혈중 ANCA 양성이어서 일명 ANCA-associated small vessel vasculitis라고 불린다. Pauci-immune GN은 급성신장염의 30% 미만, RPGN의 45% 정도를 차지한다.

치료는 스테로이드(pulse therapy 3일, 경구 1mg/kg/day, 3-6개월에 걸쳐 5-10mg qd or qod로 감량)와 cyclophosphamide (1-2년간 경구 1-2mg/kg/day, 혹은 pulse therapy 1g/m^2을 매달 투여하고 6개월 후부터는 매 3개월마다 투여)에 효과가 있다. 그밖에 투석을 필요할 만큼 심한 경우에는 혈장분리교환술을 고려해 볼수 있고, 말기신부전으로 진행을 완화시키기 위해 ACE 차단제가 도움이 될 수 있다. 한편 혈중 ANCA 상승이 재발을 예견할 수도 있지만 이것만으로 치료를 시작할 만큼 뚜렷하지는 않다.

2. 신증후군

1) 정의 및 진단

단백뇨(>3.5g/1.73m^2/day)가 핵심 사항이고, 이차적으로 저알부민혈증, 부종 및 고지혈증을 특징으로 한다. 거의 대부분 사구체 단백뇨에 의한 것이고, 세뇨관 단백뇨로는 하루 2그램 이상의 단백뇨가 불가능하며, 과도일출 단백뇨는 다발골수종이나 림프세포증식질환 등이 있을 때 생각해 볼 수 있고 요시험지검사의 단백(알부민)뇨 반응 정도와 sulfosalicylic acid 침전 방법에 의한 단백뇨량에 차이가 있을 때 가능성이 있다.

성인 신증후군의 병리 진단은 대부분 다음 6개(MCD, FSGS, MGN, MPGN, 당뇨병콩팥병증, 아밀로이드증) 가운데 하나이고, 확진, 치료 방침 결정 및 예후 판정을 위해 신생검이 필요하다. 그러나 소아 신증후군의 병리 진단은 대부분 MCD이고 스테로이드 치료에 잘 반응하므로 처음부터 신생검이 필요하지는 않고, 성인 신증후군의 경우에도 임상적으로 당뇨병콩팥병증에 합당하다고 판단되면 신생검은 필요하지 않다.

2) 병태 생리 및 합병증

① 저알부민혈증

단백뇨에 의해 발생하고, 신장에서 이화작용 증가와 간에서 알부민 합성 부족이 저알부민혈증에 기여한다.

② 부 종

저알부민혈증에 의한 혈관내 삼투압 감소로 혈관내 수분의 혈관밖 사이질(interstitium)로 이동 → 혈액량 감소에 의해 활성화되는 호르몬 및 신경계(RAA, 교감신경계, 바소프레신) 자극으로 신장에서 염분 및 수분 저류에 의한 혈액량 회복 → 부종 진행 (Underfilling 가설)

그러나 상당수 환자들은 혈액량 증가와 RAA 억제가 관찰되어, 신장에서 염분 및 수분 저류가 일차적인 문제일 것(primary renal salt and water retention)으로 생각된다.

③ 고지혈증

혈중 삼투압 감소에 의한 간에서 지질단백 생성 증가에 의해 발생하고, 지질 항상성을 조절하는 단백질의 소변으로 소실과 지질 이화작용 결함이 고지혈증에 기여한다.

④ 과다응고

항트롬빈 III의 소변으로 소실, C 단백과 S 단백의 활성 감소, 섬유소 용해 감소, 간에서 섬유소원 생성 증가(hyperfibrinogenemia), 혈소판 응집 증가 등에 의해 과다응고(hypercoagulability)가 발생한다. 그 결과 말초혈관 혈전증, 신정맥 혈전증, 폐 색전증 등이 초래될 수 있다. 임상적으로 갑작스러운 옆구리 통증, 육안적 혈뇨, 좌측 덩굴정맥류(varicocele), 단백뇨량 증가, GFR의 빠른 감소 등이 있을 때 급성신정맥혈전증을 의심해 본다. 그러나 만성신정맥혈전증은 무증상인 경우가 많고, MGN, MPGN 및 아밀로이드증에 의한 신증후군은 신정맥혈전증이 흔히 동반되므로 증상이 없더라도 확인이 필요하다.

⑤ 기 타

단백질 영양실조, 트랜스페린 소실에 의한 빈혈(iron-resistant microcytic hypochromic anemia), 콜레칼시페롤결합단백질 소실에 의한 비타민 D 결핍과 그로 인한 저칼슘혈증과 이차성부갑상선기능항신증, 티록신결합글로불린 소실에 의한 혈중 티록신 감소, 면역글로불린 G 감소에 의한 감염에 저항력 저하, 혈장단백결합약물의 약동학(pharmacokinetics)의 변화 등이 초래될 수 있다.

3) 치 료

신증후군의 치료는 ① 면역억제제 및 원인 질환 치료, ② 완화(remission)가 달성되지 못했을 때 단백뇨를 줄이기 위한 일반적인 조치(ACE 억제제, ARB, NSAIDs), ③ 합병증(부종, 고지혈증, 혈전색전증, 영양실조, 비타민 D 결핍) 치료로 구분할 수 있다.

부종은 염분 제한(1-2g/day)과 고리형 이뇨제를 사용하고, 부종 경감 속도는 하루 1.0kg 이하로 한다. 고지혈증은 지질저하제(HMG CoA reductase 억제제)로 조절한다. 항응고제는 깊은정맥혈전증, 동맥혈전증, 폐 색전증이 있을 때 사용한다. 영양실조를 예방하기 위한 고단백식은 효과는 별로 없으면서 단백뇨를 증가시키는 문제 때문에 바람직하지 않다. 비타민 D 결핍이 있는 경우에는 비타민 D 투여가 필요하다.

4) 병리 진단에 따른 분류

가) MCD (minimal change disease)

① 빈 도

15세 이하 소아 신증후군의 약 80%, 성인에서는 약 20%를 차지한다.

② 병리 소견

LM과 IF 소견은 정상이고, EM에서는 특징적인 소견(diffuse effacement of the foot processes of visceral epithelial cell)을 보인다(그림 9-8).

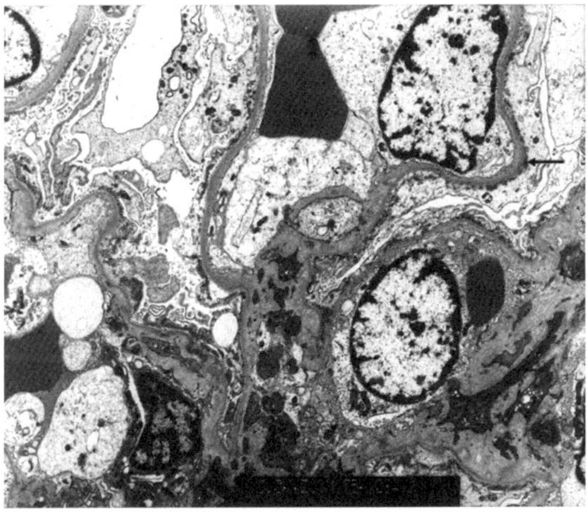

그림 9-8 MCD : foot process effacement(arrow)가 관찰된다. (EM)

③ 원 인

원인은 대부분 미상으로 특발성이다(표 9-1). MCD는 때때로 상기도감염, 예방 접종 및 아토피발병 후에 발생하고, 면역억제제에 효과가 좋다는 점은 면역 원인을 시사한다. 최근에는 GBM, 발세포(podocyte) 및 slit diaphragm의 구조와 상호 작용에 주요 역할을 하는 물질(nephrin, podocin, α-actinin-4)의 돌연변이가 MCD 및 FSGS와 유사한 병리 소견과 단백뇨를 초래하는 것으로 알려지고 있다.

표 9-1 MCD의 원인

Ⅰ. 특발성(대부분의 경우)

Ⅱ. 이차성
1. 약물(NSAIDS, rifampin, interferon α)에 의한 간질성 신염
2. 호즈킨병(Hodgkin′ s disease)

④ **치 료**

소아에서 일부(30-40%) 자연적 완화가 있을 수 있지만 성인에서는 흔치 않다. 스테로이드 반응성이 높고 예후가 좋다. 고용량 스테로이드 8주 치료(prednisolone; 1-1.5mg/kg/day으로 4주, 이어서 1mg/kg 격일로 4주)에 소아의 약 90%, 성인의 50%에서 완화가 관찰된다. 치료 기간을 20-24주까지 연장하면 성인의 약 90%까지 완화가 관찰된다. 그러나 재발이 흔하다. 스테로이드에 반응이 없거나, 감량 도중이나 직후에 재발하는 경우(steroid-dependent), 1년에 4번 이상 재발하는 경우(frequently relapsing)에는 cyclophosphamide(2-3mg/kg/day)나 chlorambucil(0.1-0.2mg/kg/day)을 부작용(불임, 방광염, 탈모, 감염, 악성 종양)을 감안하여 사용한다. 이와 같은 세포독성약물(cytotoxic drug)에도 효과가 없을 경우에는 cyclosporine을 부작용(신독성)을 감안하여 고려해 볼 수 있다.

나) FSGS (focal segmental glomerulosclerosis)

① **빈 도**

성인 신증후군의 약 1/3을 차지한다.

② **병리소견**

질병 특유의 LM 소견은 경화(sclerosis) 및 유리질증(hyalinosis)이 초점(focal) 및 분절(segmental) 분포를 하고 있다.

③ **원 인**

원인은 대부분 특발성이다. 일부에서 혈액내에 림포카인과 같은 물질(permeability factor)이 FSGS를 유발하고, 혈장분리

교환술에 일부 효과가 있다는 점은 면역 원인을 시사한다. 이차성 FSGS는 선천성 혹은 후천성 질환에 의해 네프론의 50% 이상이 소실되어 지속적인 세구체내 고혈압의 결과로 발생할 수 있다(표 9-2).

표 9-2 FSGS의 원인

Ⅰ. 특발성(대부분의 경우)

Ⅱ. 이차성

1. 전신 질환(HIV감염, 당뇨병)
2. 지속적인 사구체내 고혈압의 결과(역류성신병증, 사구체신염, 세뇨관간질성신염, 비만, 헤로인남용)

④ 치 료

일차성 FSGS의 자연적 완화는 드물고, 예후는 비교적 좋지 않다. 고용량 스테로이드 8주 치료에 20-40%에서만 완화가 관찰된다. 그러나 치료 기간을 16-24주까지 연장하면 약 70%까지 완화가 관찰된다는 보고가 있다. Cyclophosphamide나 cyclosporine이 스테로이드에 반응하는 FSGS에 효과가 있지만, 스테로이드에 반응하지 않는 FSGS에는 별로 효과가 없다. 스테로이드에 반응하지 않는 FSGS에 mycophenolate mofetil을 시도해 볼 수 있다. 나쁜 예후 인자로는 고혈압, 신기능 저하, 흑인, 심한 단백뇨 등이 있다. 신장 이식 후 약 50%에서 재발하고, 약 10%에서 이식신 소실이 발생한다. 재발률이 높은 인자로는 급격히 말기신부전으로 진행한 경우, 젊은 나이, 신생검에서 혈관사이세포(mesangial cell)의 증식이 있는 경우이다.

다) MN

① 빈 도

소아에서는 드물지만(<5%), 성인에서는 약 30-40%를 차지하여 가장 흔하다.

② 병리 소견

LM 소견은 GBM이 전반적으로 두꺼워져 있고 염증 소견이 없어서 막성사구체신염(MGN)이라는 명칭보다는 막성사구체병증(membranous glomerulopathy)이나 막성콩팥병증(membranous nephropathy)라는 명칭이 적합하다. IF 소견은 IgG, C3의 과립 침착이고, EM 소견은 상피세포아래 부위에 면역 물질 침착이 관찰된다(그림 9-9).

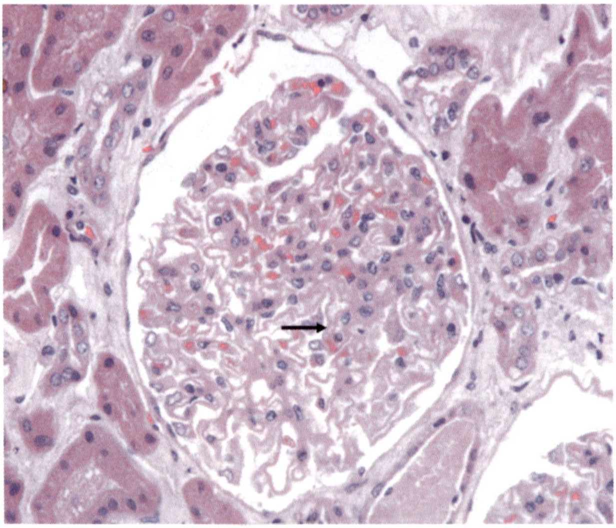

그림 9-9A MN : capillary wall thickening(arrow)이 관찰된다. (LM, H&E, ×400)

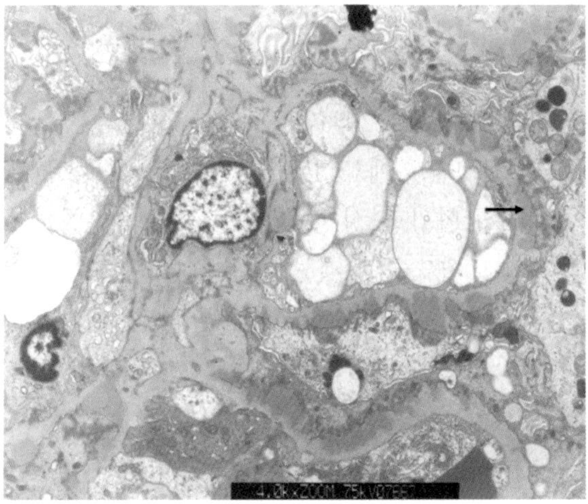

그림 9-9B MN : 상피세포 아래 부위에 면역물질 침착(subepithelial electron dense deposit)(arrow)이 관찰된다. (EM)

③ 원 인

원인은 2/3가 특발성이다. IF와 EM에서 관찰되는 면역 물질 침착은 면역 원인을 암시한다. 1/3은 SLE, HBV 감염, 악성 종양, 약물(gold, penicillamine) 등과 같은 전신 질환에 동반되는 이차성 MN이다(표 9-3).

표 9-3 MN의 원인

Ⅰ. 특발성(대부분의 경우)

Ⅱ. 이차성

1. 감염(B형간염, C형간염)
2. 자가면역질환(SLE)
3. 종양(유방암, 폐암, 대장암, 위암, 식도암)
4. 약물(gold, penicillamine, captopril)

④ **치 료**

약 40% 정도까지 자연적 완화가 있고, 30-40%에서는 완화와 재발이 반복되며, 10-20%는 서서히 신기능 감소가 진행되어 결국 약 10-15년 후에는 ESRD가 된다. 나쁜 예후 인자로는 남성, 고령, 고혈압, 심한 단백뇨, 신기능 저하, 고지혈증 등이 있다. 스테로이드에 효과는 입증되어 있지 않고, cyclophosphamide, chlorambucil, cyclosporine 등은 단백뇨를 경감시키고 신기능 감소를 완화시킨다는 보고가 있지만 검증이 필요하다.

라) MPGN (membranoproliferative GN)

① **빈 도**

일명 mesangiocapillary GN으로 불리기도 한다. 흔하지 않은 질환이고, 특발성보다는 이차성이 많으므로 전신 질환의 동반 유무를 확인한다.

② **병리 소견**

LM 소견은 GBM이 두꺼워져 있고 염증 소견(세포 증식)이 관찰된다. IF와 EM에서 제1형 MPGN은 IgG, IgM, C3가 내피세포아래와 사구체간질 부위에 침착되고(IgA 침착은 거의 없음)(그림 9-10), 제2형 MPGN은 C3가 GBM에 침착되며(면역글로불린 침착은 거의 없음), 제3형 MPGN은 제1형 MPGN과 막성콩팥병증의 병리소견(IgG, IgM, C3가 내피세포아래, 사구체간질 및 상피세포아래 부위에 침착)을 보인다(그림 9-11).

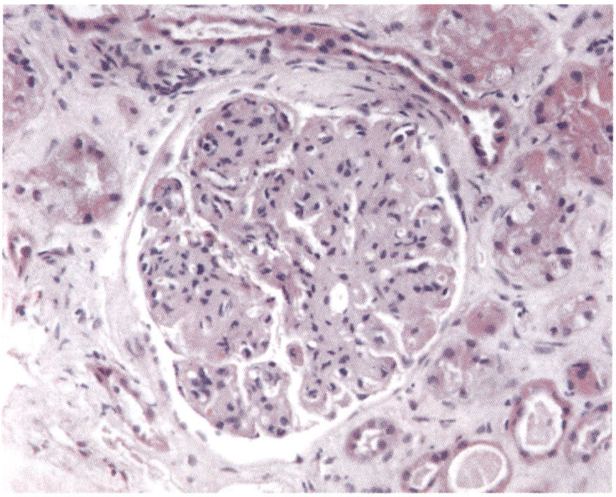

그림 9-10A MPGN type I : mesangiocapillary proliferation (hypercellularity)에 의한 lobular accentuation(arrow)이 관찰된다. (LM, H&E, ×400)

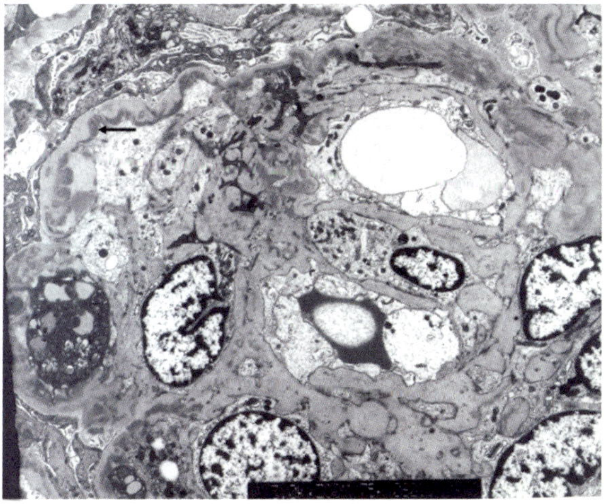

그림 9-10B MPGN type I : 내피세포 아래 부위에 면역물실 침착(subendothelial electron dense deposit)(arrow)이 관찰된다. (EM)

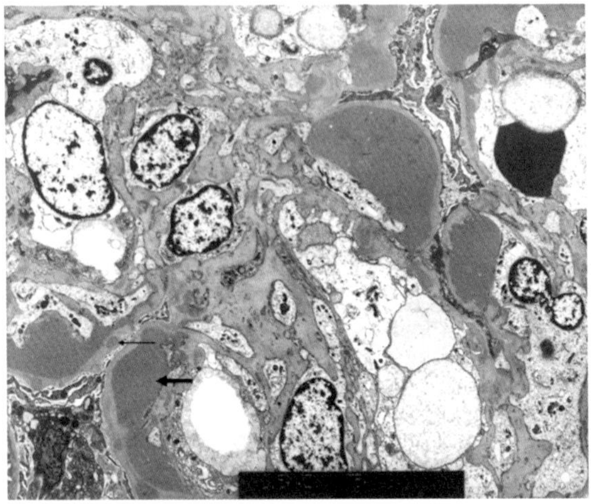

그림 9-11 HBV에 의한 MPGN type Ⅲ : 내피세포 아래 부위에 많은 면역 침착물(subendothelial heavy electron dense deposit)(thick arrow)이 관찰되고, 상피세포 아래 부위(subepithelial space)에도 일부 면역침착물(thin arrow)이 관찰된다. (EM)

③ 원 인

제1형 MPGN은 C3가 감소되고, 제2형 MPGN은 C3 nephritic factor라 불리는 IgG 자가 항체를 갖는 자가 면역 질환이다. 특발성보다 면역복합체 질환(SLE, 혼합한랭글로불린혈증), 만성 감염(HBV, HCV, HIV, 세균성 심내막염), 악성 종양(백혈병, 림프종) 등과 같은 전신 질환에 동반되는 이차성 MPGN을 감별해야 한다(표 9-4).

④ 치 료

이차성 MPGN의 치료는 동반된 전신 질환의 치료가 중요하다. 특발성 MPGN은 이차성 MPGN보다 예후가 좋지 않다. 10-15년 이내에 50-60%에서 ESRD로 진행하고, 자연 완화는

표 9-4 MPGN의 원인

Ⅰ. 특발성
  1. 제1형 (내피세포 아래와 사구체간질 부위에 면역 복합체 침착한다.)
  2. 제2형 (GBM에 C3침착: C3 nephritic factor가 관여한다.)
  3. 제3형 (제1형 MPGN + MN의 소견을 보인다.)

Ⅱ. 이차성
  1. 전신성면역복합체질환(SLE, 혼합한랭글로불린혈증)
  2. 만성감염(B형간염, C형간염, HIV감염, 세균성심내막염)
  3. 악성 종양(백혈병, 림프종)
  4. 간질환(만성활동성간염, 간경화)

10% 미만이다. 나쁜 예후 인자로는 고혈압, 심한 단백뇨, 신기능 저하, 제2형 MPGN, 초승달사구체신염 등이 있다. 또한 대부분의 다른 사구체 질환과 마찬가지로 신세뇨관 및 간질 손상(tubular atrophy, interstitial infiltration and fibrosis) 정도가 신기능 악화와 밀접한 상관 관계가 있다. 스테로이드 및 면역억제제에 효과는 입증되어 있지 않고, 항혈소판제제(아스피린, dipyridamole)는 신기능 악화 속도를 완화한다는 보고가 있다.

마) Mesangioproliferative GN

① 빈 도

특발성 신증후군의 약 5-10% 정도이다.

② 병리 소견

혈관사이세포(mesangial cell) 및 혈관내피세포의 증식이 관찰된다(그림 9-12).

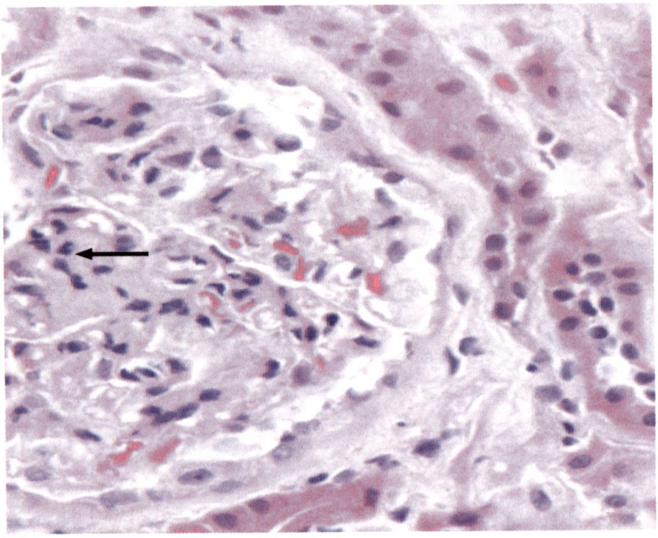

그림 9-12 Mesangial proliferative GN (IgAN) : mesangial expansion (mesangial matrix의 증가와 mesangial proliferation) (arrow)이 관찰된다. (LM, H&E, ×400)

③ 원 인

혈관 사이 세포증식 사구체신염(mesangioproliferative GN)은 MCD 및 FSGS의 비전형적인 형태일 수도 있고, 면역복합체 사구체신염 및 pauci-immune GN의 경한 형태일 수도 있는 이질적인 병리 진단이므로 원인 또한 다양하다.

④ 치 료

예후 또한 다양하다. 특히 지속적인 심한 단백뇨는 예후가 나빠서, 면역억제제로 치료해도 말기신부전으로 진행되는 경우가 많다.

바) 당뇨병콩팥병증

① 빈 도

당뇨병콩팥병증(diabetic nephropathy)은 당뇨병 환자의 유병률 및 사망률의 주요 원인으로서, ESRD의 가장 흔한 원인 신질환일 뿐만 아니라, 심혈관질환의 동반이 많다. 당뇨병콩팥병증은 제1형 당뇨병의 약 30%에서 발생하고 제2형 당뇨병의 약 20%에서 발생하지만, 제2형 당뇨병 자체가 제1형 당뇨병보다 압도적으로 많기 때문에, ESRD의 당뇨병 대부분은 제2형 당뇨병이다.

② 발병 기전

발병 기전은 지속적인 고혈당과 관련이 있다. 고혈당이 ESRD를 초래하는 기전은 수용성 인자(soluble factors; growth factors, angiotensin II, endothelin, AGEs, ANP)에 의한 손상, 혈류역학장애(사구체과여과, 사구체내고혈압)에 의한 손상, 사구체의 구조적 변화(extracellular matrix 증가, GBM 비후, mesangial expansion, 섬유화)에 의한 기전 등이 있다. 또한 혈류역학장애와 대사장애 등의 요인들이 사구체경화를 초래하는 데에는 유전적 요인(경향)이 작용하는 것으로 생각된다.

③ 자연 경과

당뇨병 발병 첫해에 사구체 과순환(hyperperfusion), 사구체 비대(hypertrophy) 및 GFR 상승이 발생하고, 발병 후 5년 동안 GBM 비후, 사구체간질 팽창(mesangial expansion)이 관찰된다. 제1형 당뇨병의 경우 발병 5-10년 후에 약 40%에서 미세단백뇨(microalbuminuria; 30-300mg/day or 30-300μg/mg creatinine in spot urine)가 발생하고(incipient nephropathy), 향후(5-10년 후) 명백한 단백뇨(>300mg/day)로 진행될 가능성이 많다. 일단 명백한 단백뇨가 발생하면(overt nephropathy) 향후 GFR은 꾸준히 감소하고, 7-10년 후에 약 50%에서 ESRD로 진행된다. 초기(incipient nephropathy)에 혈당 조절을 철저히 하면 미세단백뇨 및 병리 소견이 좋아질 수 있지만, 명백한 단백뇨가 발생하면(overt nephropathy) 혈당 조절을 철저히 하더라도 단백뇨 및 병리 소견은 비가역적이다.

제2형 당뇨병의 자연 경과는 제1형 당뇨병과 대체로 유사하지만 일부 다른 점이 있다. 제2형 당뇨병의 경우에는 무증상 유병 기간이 길어서 당뇨병을 진단할 때 이미 신장 합병증이 동반되어 있는 경우가 일부 있고, 신장 합병증이 동반되어 있는 경우에는 고혈압이 흔히 동반되며, 미세단백뇨가 고혈압, 울혈성심부전에 의해서도 발생할 수 있으므로 미세단백뇨의 진단적 효용성이 적다.

④ 병리 소견

GBM 비후, 혈관사이바탕질(mesangial matrix)의 증가, 사구체경화가 미만(diffuse) 혹은 결절(nodular glomerulosclerosis: Kimmelsteil-Wilson lesion)의 형태로 관찰된다(그림 9-13).

⑤ 진 단

당뇨병콩팥병증의 진단은 대부분 신생검을 하지 않고 임상적으로(당뇨망막병증이 동반되고 혈뇨는 동반되지 않음) 이루어진다. 그러나 당뇨망막병증이 없거나, 사구체성 혈뇨가 동반되는 경우에는 신생검을 시행할 필요가 있다.

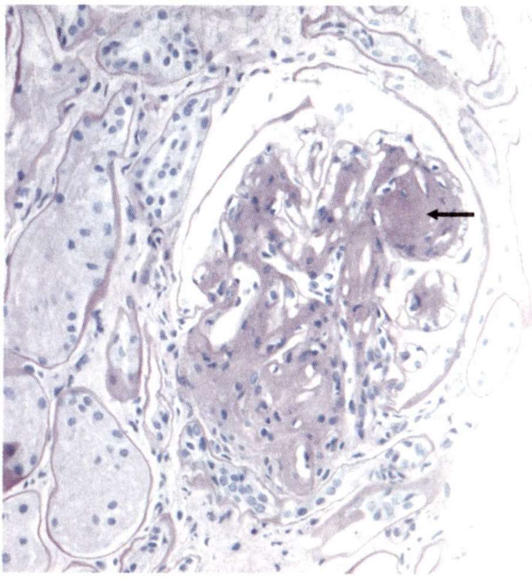

그림 9-13 당뇨병콩팥병증 : Diabetic nodular glomerulosclerosis : diffuse mesangial expansion과 pinkish amorphous material에 의한 nodule(arrow)이 관찰된다. (LM, PAS, ×400)

⑥ 치 료

미세알부민뇨에서 명백한 단백뇨(overt nephropathy)로의 진행 속도를 경감시키는 조치는 철저한 혈당 조절, 혈압 조절, ACE 억제제 혹은 ARB 사용, 이상지질혈증(dyslipidemia) 치료 등이 있다. 철저한 혈당 조절이 명백한 단백뇨가 발생한 후에도 당뇨병콩팥병증의 진행 속도를 경감시키는지 여부는 확실치 않다. 혈압 조절의 목표 혈압은 단백뇨가 없는 당뇨병의 경우 130/80 mmHg이지만, 미세알부민뇨 혹은 단백뇨가 동반되면 125/75 mmHg로 더 철저히 조절해야 한다. ACE 억제제 혹은 ARB는 전신 및 사구체내 고혈압 조절뿐만 아니라 안지오텐신 II의 세포 증식 및 기질 생성 자극을 억제하는 효과가 있다. 따라서 12세 이상 당뇨병 환자는 매년 미세알부민뇨검사를 시행하여 미세알부민뇨가 발생하면 고혈압이 없더라도 ACE 억제제 혹은 ARB를 사용하는 것이 권장된다. 또한 약간의 단백질 섭취 제한(0.8g/kg/day)이 권장되고 있다.

사) 사구체침착질환

사구체침착질환(glomerular deposition disease)은 사구체에 비정상 단백질이 침착하는 질환이다. 아밀로이드증, 경쇄침착질환(LCDD; light chain deposition disease), 한랭글로불린혈증, fibrillary/immunotactoid GN 등이 있다.

① 콩팥 아밀로이드증

아밀로이드증은 아밀로이드가 조직이나 장기의 세포 밖에 침착하는 질환이다. 경쇄(light chain)로 구성된 아밀로이드가 침착되는 AL 아밀로이드증(원발성 아밀로이드증)과 만성 염증 질환에 이차적으로 생성되는 아밀로이드(serum amyloid A)가 침착되는 AA 아밀로이드증(이차성 아밀로이드증) 등이 있다.

복부 지방 흡인 생검이나 직장 및 신장 조직 검사로 특징적인 소견(LM: mesangial expansion by amorphous hyaline material, Polarized LM: apple-green birefringence with Congo red stain, EM: nonbranching extracellular amyloid fibrils of 7.5 to 10nm in diameter)으로 진단한다(그림 9-14).

AL 아밀로이드증에 의한 콩팥 아밀로이드증(renal amyloidosis)은 melphalan과 prednisolone 병합 요법이나 자가줄기세포이식 등으로 치료해보지만 대체로 2-5년 내에 ESRD로 진행된다. AA 아밀로이드증은 원인이 되는 만성 염증 질환을 치료하면 호전될 수도 있다. ESRD로 진행되면 투석이나 신장 이식으로 치료

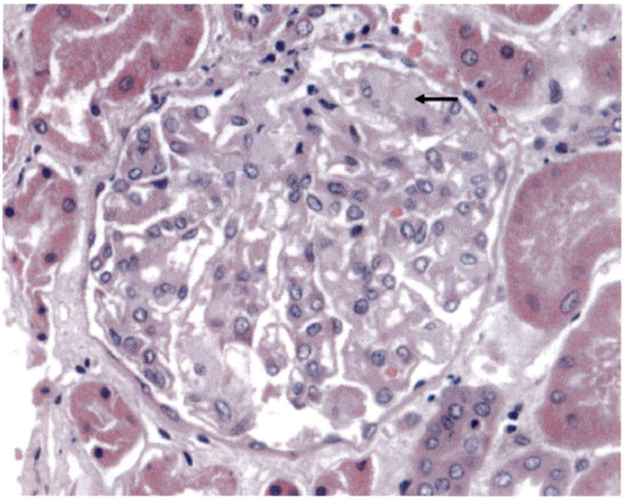

그림 9-14A 콩팥 아밀로이드증 : mesangial expansion by amorphous hyaline material(pale pinkish amorphous aterial)(arrow)이 관찰된다. (LM, H&E, ×400)

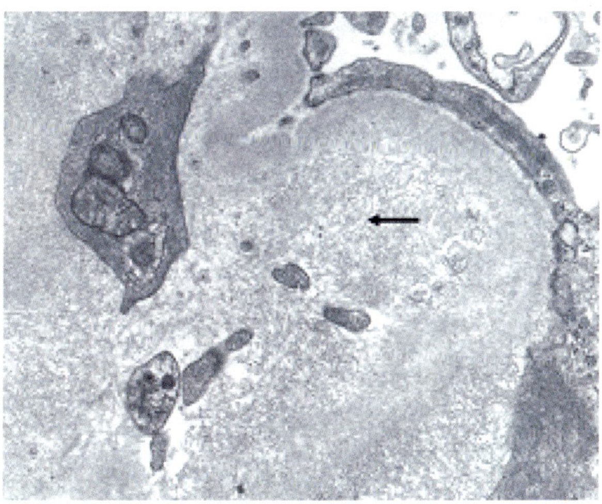

그림 9-14B 콩팥 아밀로이드증 : mesangial area에 nonbranching extracellular amyloid fibrils(arrow)이 관찰된다. (EM)

하지만 예후는 좋지 않다. 대부분 사망 원인은 감염 및 심혈관 합병증이다.

② **경쇄침착질환**(LCDD: light chain deposition disease)
AL 아밀로이드증에 의한 콩팥 아밀로이드증과는 다른 특징적인 병리 소견(LM: 경쇄 침착에 의한 ribbon-like thickening of TBM, IF: strong positive for monoclonal light chains, EM; granular deposits)을 보인다.

3. 무증상 요이상

증상없이 우연히 학교신검, 군입대신검, 입사신검, 보험가입 검진, 정기검진 등에서 발견된다.

1) 혈뇨(제[1]장 신장 질환에 접근법: 혈뇨 참조)

무증상 사구체성 혈뇨의 가장 흔한 원인은 IgA 신증과 thin basement membrane(TBM) disease이고 드물지만 Alport's syndrome이 있다.

가) IgA nephropathy (Berger's disease)

① **빈 도**
사구체 질환 가운데 가장 흔하다.

② **병리 소견**
LM 소견은 mesangial proliferative GN이다. IF에서 사구체

간질에 IgA의 뚜렷한 침착이 있다.

③ 원 인

대부분은 특발성이다. 종종 목감기(인두감염)나 장염, 예방접종 혹은 과격한 운동 후에 육안적 혈뇨가 관찰된다. IgA 생성 증가, 비정상적인 IgA 당화(glycosylation), IgA 제거 장애 등이 발병 기전과 관련이 있을 것으로 생각하고 있다(표 9-5).

표 9-5 IgA 신증의 원인

Ⅰ. 특발성(대부분의 경우)

Ⅱ. 이차성
1. 간 (담도병변을 동반한 만성간질환)
2. 위장관 (celiac disease, Crohn′ s disease)
3. 호흡기 (특발성간질성폐렴, 폐쇄세기관지염)
4. 피부 (포진피부염)
5. 기타 (강직척추염, monoclonal IgA gammopathy)

④ 치 료

단백뇨를 동반하는 경우에 ACE 억제제를 사용한다. 면역억제제 치료에는 효과가 입증되지 않았다. 그러나 신생검에서 RPGN이거나 사구체염증이 심한 경우에 제한적으로 사용을 고려해 볼 수 있다. 보통 경과는 완만하지만 환자의 약 20-50%가 20년 내에 ESRD로 진행한다. 나쁜 예후 인자로는 남성, 고령, 고혈압, 심한 단백뇨, 신기능 저하, 심한 병리소견(crescent, glomerulosclerosis, interstitial fibrosis, arteriolar hyalinosis, subendothelial immune deposit) 등이 있다.

나) Thin basement membrane disease(benign hematuria)

① 빈 도

무증상 혈뇨의 경우에는 IgA 신증만큼 흔하다.

② 병리 소견

LM과 IF 소견은 정상이고, EM에서 GBM이 얇다.

③ 원 인

유전가족성(heredofamilial) 혹은 산발성(sporadic)으로 발생한다. 유전가족성의 경우 제4형 콜라젠 α4 사슬 유전자 결함에 의한 상염색체우성 유전이다.

④ 치 료

신손상을 경감시키기 위해 ACE 억제제를 사용한다. 경과는 양호하기 때문에 만약 신기능이 나빠지거나 단백뇨가 발생하면 다른 원인을 찾아 봐야 한다.

다) Alport's syndrome

① 빈 도

가장 흔한 유전성 신장염이다(1/10,000). 혈뇨, 감각신경난청 및 원뿔수정체(lenticonus)를 특징으로 한다.

② 병리 소견

EM 소견(thickening, fragmentation, and lamellation of GBM lamina densa)이 특징적이다.

③ 원 인

대부분의 경우 X 염색체 긴팔에 있는 제4형 콜라젠 α5 사슬 유전자 결함에 의한 X 염색체우성 유전이다(classic AS). 상염색체우성, 상염색체열성 유전을 보이는 유형도 있다. 그러나 이 경우에는 난청이나 원뿔수정체가 동반되지 않는다.

④ 치 료

신손상을 경감시키기 위해 ACE 억제제를 사용한다. 남자의 경우 대체로 ESRD로 진행하여 투석이나 신장 이식을 받게 된다. 신장 이식을 받은 환자의 약 5%에서 이식신의 정상 GBM을 이종 항원으로 인식하여 anti-GBM disease가 발생하지만 대부분 신기능이 크게 나빠지지는 않는다.

2) 단백뇨 (제①장 신장 질환에 접근법: 단백뇨 참조)

단독 단백뇨(isolated proteinuria)의 빈도는 0.5-10%로, 이중 80%이상은 benign isolated proteinuria로 예후가 좋지만, 단독 단백뇨의 10-20%는 persistent isolated proteinuria로 일부는 서서히 신기능이 나빠질 수 있다.

가) Benign isolated proteinuria

① Idiopathic transient proteinuria

특별히 질병이 없는 젊은 사람에서 관찰되며 일시적이다.

② Functional proteinuria

발열, 추위에 노출, 감정적인 스트레스, 울혈성 심부전, 폐쇄성 수면무호흡증이 있을때 관찰될수 있는 일시적인 혈류역학 단백뇨(hemodynamic proteinuria)이다.

③ Intermittent proteinuria

특별한 문제없이 단백뇨가 간헐적으로(약 절반에서) 나오는 경우이다.

④ Postural proteinuria

청소년의 2-5%에서 관찰되며 나이가 들면 대부분 소실된다.

나) Persistent isolated proteinuria

Benign isolated proteinuria 보다는 예후가 나쁘지만 ESRD로 진행은 드물다. Urine electrophoresis 검사로 monoclonal gammopathy를 감별하는 것이 필요하다.

4. 만성 사구체신염

만성 사구체신염(CGN: chronic glomerulonephritis)은 지속적인 단백뇨 및(and/or) 혈뇨와 수년 동안 서서히 진행되는 신기능 감소를 특징으로 한다. 무증상 요이상이나 만성신부전, 혹은 고혈압이나 양쪽 신장이 모두 작아져 있을 때, 혹은 사구체신염이 목감기 후 악화(육안적 혈뇨)될 때 등이 계기가 되어 CGN이 존재하고 있음을 진단하게 된다. CGN의 신기능이 상당히 저하된 상태에서는 신생검을 시행하여도 대부분 사구체경화 소견을 보이고, 원인되는 사구체신염의 병리 진단을 내리지 못하게 되는 경우가 많다. 치료는 ACE 억제제 혹은 ARB 사용, 동반된 합병증(부종, 빈혈, 대사장애, 요독증)의 치료(이뇨제, 에리트로포에틴, 식이요법) 등이 있다.

Ⅱ. 특정 임상 상황과 관련된 사구체 질환

1. 특정 유전병에 동반되는 사구체 질환

1) Alport's syndrome

가장 흔한 유전성 사구체 질환이다.

2) 낫적혈구병

사구체 질환이 낫적혈구병(sickle cell disease)의 동종접합체(homozygote)에서 종종(15-30%) 발생한다. 사구체 질환의 병리소견은 사구체 내 고혈압과 과여과에 의한 FSGS가 대부분이고, 가끔 MPGN도 있다.

3) Fabry's disease

α galactosidase 유전자변이에 의해 발생하는 질환(lysosomal storage disease)으로 X 염색체 유전이다. 모세혈관확장 피부 병변(angiokeratoma), 땀저하증(hypohidrosis), 수정체 혼탁, 신증후군 등의 임상 소견이 관찰된다. EM에서 특징적인 병변(myeloid body)이 관찰된다.

4) Nail-patella syndrome

주로 팔꿈치 및 무릎 관절 이상, 손발톱 형성 이상(nail dysplasia) 및 무증상 요이상 등의 소견을 보이는 상염색체우성 유전이다.

2. 약물에 의해 유발되는 사구체 질환

표 9-6 약물에 의한 사구체 질환

병리 진단	원인 약물
MCD	NSAIDS, rifampin, interferon α
FSGS	heroin
MN	penicillamine, gold, mercury, captopril
Pauci-immune necrotizing GN	ciprofloxacin, hydralazine
Proliferative GN with vasculitis	allopurinol, penicillin, thiazides
RPGN	rifampin, warfarin

NSAIDs가 유발하는 신장 질환은 혈류역학 변화에 의한 허혈성 급성신부전, 염분 및 수분저류, 저나트륨혈증, 고칼륨혈증, 콩팥유두괴사(papillary necrosis), 급성간질신장염(acute interstitial nephritis), 신증후군(주로 MCD), ESRD 등이 있다.

금(gold)을 치료에 이용하는 류마티스관절염 환자 5-25%에서 4-6개월 후에 단백뇨(주로 MN)가 발생한다.

정맥내 헤로인(heroin) 투여는 FSGS를 유발할 수 있다(heroin-associated nephropathy)(표 9-6).

3. 감염 질환에 동반되는 사구체 질환

감염이 사구체 질환을 유발하는 기전은 ① 신장 세포에 직접 감염에 의한 기전(HIV 관련 신증), ② 신독소 분비(가령 대장균의 verotoxin), ③ 면역복합체(PIGN)나 한랭글로불린(B형 혹은 C형 간염)의 사구체 침착, ④ 만성 감염에 의한 아밀로이드 침착(AA 아밀로이드증) 등에 의한 기전이 있다.

1) 바이러스 감염

① B형 간염 바이러스(HBV) 감염

HBV 관련 사구체 질환은 MN, MPGN, IgAN, EMC(essential mixed cryoglobulinemia), polyarteritis nodosa이다. 이중 MN이 가장 흔하지만 국내 및 아시아의 성인에서는 MPGN도 흔하다. 소아에서는 예후가 좋지만, 성인에서는 약 30%가 5년내에 신부전으로 진행되고, 약 10%는 ESRD가 된다. 면역억제제는 바이러스 증식 때문에 사용하기 어렵고, 인터페론알파가 단백뇨 경감과 신기능 안정화에 도움이 될 수 있다.

② C형 간염 바이러스(HCV) 감염

HCV 관련 사구체 질환(HCV-induced immune complex disease)은 한랭글로불린혈증 증식성사구체신염(cryoglobulinemic proliferative GN), MPGN, MN이다. 따라서 EMC, MPGN, MN 등에서는 HBV 감염뿐만 아니라 HCV 감염 여부를 확인해야 한다. 치료는 인터페론알파가 단백뇨 경감과 신기능 안정화에 도움이 되지만 중단하면 재발이 흔하다.

③ **인체면역결핍바이러스(HIV) 감염**

HIV 감염은 다양한 사구체질환(FSGS, IgAN, MPGN, MN)의 발생과 관련될 수 있지만, FSGS가 가장 흔한 HIV 관련 사구체 질환(HIVAN: HIV-associated nephropathy)이다. 특징적인 병리 소견(tubuloreticular inclusion)과 나쁜 임상 소견(심한 신증후군과 급속히 ESRD로 진행)이 특발성 FSGS와 구별되는 점이다. 치료는 항바이러스제(triple antiretroviral therapy)가 도움이 되는 것으로 알려져 있다.

2) 세균 감염 (전술한 PIGN 및 PSGN 참조)

감염성 심내막염(infective endocarditis)은 종종 PIGN 및 기타 신손상(embolic renal infarction, septic abscess, ATN, DIC, antibiotic-induced AIN)을 유발할 수 있다. 심내막염-관련 사구체신염의 원인이 되는 감염을 치료하면 예후는 좋다.

농양(abscess)은 증식성 사구체신염, 매독은 MN, 나병(leprosy)은 AA 아밀로이드증이 대표적인 사구체 질환이다.

3) 기생충 감염

말라리아, 만손주혈흡충(Schistosoma mansoni), 사상충증(filariasis), 선천성 톡소플라스마증(congenital toxoplasmosis) 등이 각종 사구체 질환을 유발할 수 있는 것으로 알려져 있다.

4. 암에 동반되는 사구체 질환

다양한 사구체 질환들(MN, MCD, FSGS, immune-complex

GN, LCDD, amyloidosis)이 암에 동반될 수 있다. 고형종양(solid tumor)에서 경증의 단백뇨는 흔하지만 명백한 사구체신염은 드물다. 폐, 위장관, 유방, 신장 및 난소에 발생하는 고형종양은 간혹 MN에 의한 신증후군 소견을 보이는 경우가 있다. 병리 소견이 MN인 경우에 암이 동반되어 있을 가능성이 0.1-10%로 보고자마다 다양하다. 그러므로 MN의 경우에 기본적으로 암에 대한 선별검사(screening test)가 필요할 수 있지만, 임상적으로 암을 의심할 만한 소견이 없을 때에는 정밀 검사까지는 필요하지 않다.

림프세포증식암(lymphoproliferative malignancy)에서도 일련의 사구체 질환들이 보고되고 있다. 대표적으로 Hodgkin's lymphoma의 합병증으로 MCD에 의한 신증후군이 잘 알려져 있다. 또한 파라단백혈증(paraproteinemia)과 관련하여 사구체 질환(primary amyloidosis, LCDD)이 동반될 수 있다.

5. 관절염 및 결합 조직병에 동반되는 사구체 질환

전술한 SLE의 합병증으로 루푸스신장염은 잘 알려져 있다. 그러나 그밖의 류마티스질환에 동반되는 사구체 손상은 류마티스질환 자체에 의한 것은 드물고 대부분 AA 아밀로이드증 혹은 약물에 의한 것이다. 대표적으로 류마티스관절염의 약 10-20%에서 AA 아밀로이드증이 합병되고, 치료제로 사용되는 gold, penicillamine은 MN을 유발하여 신증후군 소견을 보일 수 있고, NSAIDs는 AIN과 동반되는 MCD를 유발할 수 있다.

10 세뇨관 질환

신세뇨관 결함에 의한 전해질 불균형, 신세뇨관 운반 결함 등을 초래하는 여러 세뇨관 질환들의 형태학적 이상, 기능적 이상, 유전양식, 동반 질환 등이 알려져 있다(표 10-1).

표 10-1 세뇨관 질환

질 환	형태학적 이상	기능적 이상	유전 양식	동반 질환
ADPKD	피질 및 수질낭종, 신장크기 크다	만성신부전(20세 이상)	AD	간낭종, 뇌동맥류, 대장게실
ARPKD	원위세뇨관 및 집합관낭종, 신장크기 크다	만성신부전(20세 미만)	AR	선천성간섬유화
결절경화증	신낭종 및 혈관근육지방종	없음	AD, 산발성	피부병변, 중추신경계의 hamartoma
Von Hippel-Lindau 질환	신낭종, 신세포암(발생가능성)	없음	AD	망막 및 중추신경계의 혈관모세포종
수질해면신(MSK)	집합관의 낭성확장	신장석회증, 혈뇨	AD, 산발성	없음
Nephronophthisis	수질낭종, 신장크기 작다	만성신부전(20세 미만), 다뇨, 염분소실	AR	간섬유화, 망막이상
수질낭성질환	수질낭종, 신장크기 작다	만성신부전(20세 이상), 다뇨, 염분소실	AD	없음
Liddle 증후군	없음	저칼륨혈증, 대사성알칼리증, 저알도스테론혈증	AD	고혈압

Bartter 증후군	사구체결장치 증식	저칼륨혈증, 대사성알칼리증, 고알도스테론증, 고칼슘뇨	AR	없음
Gitelman 증후군	사구체결장치 증식	저칼륨혈증, 대사성알칼리증, 저칼슘뇨, 저마그네슘혈증	AR	없음
선천성신성요붕증	없음	바소프레신에 의한 요농축 장애	XL, AR	없음
제1형 RTA	신장석회증	원위세뇨관의 수소이온 배설장애, 정상음이온차이의 대사성산증	AD, AR, 산발성, 후천성	신석증
제2형 RTA	없음	근위세뇨관의 중탄산염재흡수 장애, 정상음이온차이의 대사성산증	AR, AD, 후천성	Fanconi증후군, 구루병, 골연화증
제4형 RTA	만성신부전	원위세뇨관의 수소이온 및 칼륨배설장애	후천성	신부전
제1형 가성저알도스테론증	없음	고칼륨혈증, 대사성산증, 염분 및 체액소실, 고알도스테론혈증	AD, AR	없음
제2형 가성저알도스테론증	없음	고칼륨혈증, 대사성산증, 저알도스테론혈증	AD	고혈압
X-linked hypophosphatemic rickets	없음	근위세뇨관의 인산염 재흡수 장애	XL	구루병, 골연화증
Autosomal dominant hypophosphatemic rickets	없음	근위세뇨관의 인산염 재흡수 장애	AD	구루병, 골연화증
제1형 vitamin D-dependent rickets	없음	신장에서 $1.25(OH)_2D_3$ 생성장애	AR	구루병, 골연화증 혈중 $1.25(OH)_2D_3$ 감소
제2형 vitamin D-dependent rickets	없음	$1.25(OH)_2D_3$에 대한 신장반응 저항성	AR, 산발성	구루병, 골연화증 혈중 $1.25(OH)_2D_3$ 증가
Oncogenic osteomalacia	없음	근위세뇨관의 인산염 재흡수 장애	후천성	골연화증, mesenchymal tumor

Dent' s disease	간질섬유화, 신장석회증	고칼슘뇨, 저분자단백뇨	XL	신부전
Isolated hypouricemia	없음	근위세뇨관의 요산 재흡수 장애	AR	신석증
Hartnup disease	없음	근위세뇨관의 아미노산 재흡수 장애	AR	피부염, 설사, 치매
Fanconi 증후군	근위세뇨관의 swan neck deformity	근위세뇨관의 아미노산, 포도당, 인산염, 요산, 중탄산염 등의 재흡수 장애	AR	구루병, 골연화증, 저칼륨혈증, 내사성신증

AD : 상염색체우성, AR : 상염색체열성, XL : X염색체연결

1. 상염색체우성 다낭콩팥병

1) 원인 및 병리

상염색체우성 다낭콩팥병(autosomal dominant polycystic kidney disease: ADPKD)의 유병률은 1:300-1,000으로 말기신부전의 4번째 흔한 원인이다. 약 90%는 상염색체우성 유전이고, 10%는 자연돌연변이(spontaneous mutation)이다. 다양한 크기의 낭종들이 신피질과 수질에 고루 분포하고, 신장은 커져 있나.

2) 임상 소견

대부분 20-30대에 증상이 발생한다. 덩어리에 의한 만성적인 옆구리 통증이 발생할 수 있으며, 만약 갑자기 통증이 발생하면 감염, 출혈, 요로폐쇄를 의심할 수 있다. 혈뇨, 요로 결석, 요로감염이 종종 동반된다. 고혈압이 흔히 동반되고, 이는 낭종에 의한 압박으로 레닌-안지오텐신계 활성화의 결과이며, 말기신부전으로 진행을 촉진한다. 신기능은 서서히 나빠져서 대략 60

세가 되면 약 절반에서 말기신부전으로 진행되고, 만약 빨리 나빠지면 요로폐쇄와 같은 원인을 찾아 본다. 에리트로포에틴의 생성이 증가되어 있기 때문에 만성신부전이 되어도 빈혈은 심하지 않고, 신장으로 염분 소실에 의해 부종은 별로 없다.

신장이 아닌 다른 부위의 임상 소견으로는 간 낭종이 흔히 동반되지만 임상적으로 거의 문제가 되지는 않는다. 그밖에 비장, 췌장, 난소에도 난종이 동반될 수 있다. 뇌동맥류가 5-10%에서 동반되어 거미막밑출혈(subarachnoid hemorrhage)의 원인이 될 수 있다. 모든 ADPKD 환자에서 뇌동맥류를 확인하기 위한 검사를 할 필요는 없지만, 거미막밑출혈의 가족력이 있는 경우에는 자기공명혈관조영술(MR angiography)과 같은 비침습 검사가 필요하다. 대장 게실(diverticulum)이 흔히 동반되고, 승모판 탈출증은 약 25%에서 동반된다.

3) 진 단

초음파촬영으로 쉽게 진단된다. ADPKD 환자의 나이가 20세를 넘으면 80-90%에서 낭종이 관찰되고, 30세를 넘으면 거의 100%에서 낭종이 관찰된다. 전산화단층촬영술(CT)은 초음파촬영보다 더 예민하게 낭종을 관찰할 수 있다. 유전자검사는 진단에 제한적으로 활용된다. 가령 ADPKD 가족 중에서 환자에게 신장을 공여하려고 할 때 초음파촬영이나 CT에서 낭종이 관찰되지 않으면 유전자검사로 확인할 필요가 있다.

4) 치 료

치료의 목표는 신기능이 나빠지는 속도를 느리게 하고, 증상을 최소한으로 줄이는 것이다. 신기능이 나빠지는 속도를 느리게 하기 위하여 고혈압 치료와 신장 감염 치료를 철저히 하는 것이 중요하다. 고혈압 치료는 ACE 억제제가 효과적이고, 신장 감염 치료는 특히 낭종에 감염이 되었을 경우(pyocyst)에는 낭종을 통과하는 항생제(trimethoprim-sulfamethoxazole, ciprofloxacin, chloramphenicol)를 사용하여야 한다. 낭종 때문에 만성적인 통증이 있으면 증상을 최소한으로 줄이기 위하여 낭종의 물을 주사로 배액하고 에탄올로 경화시킨다.

2. 상염색체열성 다낭콩팥병

1) 원인 및 병리

상염색체열성 다낭콩팥병(autosomal recessive polycystic kidney disease: ARPKD)은 1:20,000의 발생 빈도를 보이는 드문 유전병이다. 다양한 크기의 낭종들로 인해 신장이 커져서 ADPKD와 비슷하다.

2) 임상 소견

대부분 출생 첫해에 복부 종괴로 발현하여, 폐형성저하증(pulmonary hypoplasia)으로 신생아기에 사망하는 경우가 많지만, 생존하는 경우에는 청소년기에 말기신부전이나 간경화로 진행한다.

3) 진 단

초음파촬영으로 진단하지만, 가족력으로 다른 낭성 신질환들과 감별이 필요하며, 동반된 간경화 소견은 진단에 도움이 된다.

4) 치 료

치료의 목표는 신기능을 가능한 오래 유지하는 것이고, 이를 위해 고혈압과 요로감염의 적극적인 치료가 중요하다.

3. 결절경화증(tuberous sclerosis)

피부병변, 중추신경계의 양성 종양, 신장의 혈관근육지방종(angiomyolipoma)과 신낭종을 특징으로 한다. 신낭종은 ADPKD와 유사하여 피부병변이나 중추신경계의 양성 종양을 인지하지 못하면 ADPKD로 오인할 수도 있다. 대략 1/3은 상염색체우성 유전이고, 나머지는 산발적 돌연변이(sporadic mutation)에 의해 발생한다.

4. Von Hippel-Lindau 질환

망막과 중추신경계의 혈관모세포종(hemangioblastoma)과 신낭종을 특징으로 하는 상염색체우성 유전 질환이다. 신세포암이 환자의 40-70%에서 발견되기 때문에 조기 진단을 위하여 매년 CT를 시행하는 것이 필요하다.

5. 수질해면신(medullary sponge kidney: MSK)

1) 원인 및 병리

일부는 상염색체우성 유전이지만 대부분은 산발적으로 발생하는 선천성 질환이다. 경정맥신우조영(IVP)을 시행한 모든 경우의 약 0.5-1.0% 에서 발견되고, 남녀비는 비슷하다. 병리 소견은 집합관의 낭성 확장(cystic dilation of the inner medullary and papillary collecting ducts)이고, 결석이 확장된 집합관에서 흔히 발견된다.

2) 임상 소견 및 진단

20-30대에서 신장 결석, 요로감염, 혈뇨 등의 임상 소견으로 발견되는 경우가 많다. 진단은 IVP에서 관찰되는 특징적인 소견(linear striations radiating into the renal papillae)으로 가능하다. 신기능은 반복되는 감염이나 심한 결석으로 신손상을 받지 않으면 잘 유지된다.

3) 치 료

신결석의 위험을 줄이기 위해 충분한 수분 섭취가 필요하고, 요로감염을 줄이기 위해 요로에 기기 조작(instrumentation)을 가능한 피한다.

6. 콩팥황폐증(nephronophthisis: NPH)/ 수질낭성질환(medullary cystic disease: MCD)

1) 원인 및 병리

NPH는 상염색체열성 유전이고 MCD는 상염색체양성 유전인 차이점이 있으나, 공통점으로는 신장 크기는 작고, 낭종은 거의 전부 수질에 분포한다.

2) 임상 소견

NPH는 소아에서 다뇨, 성장 장애, 빈혈, 신부전의 임상 소견을 보이고, MCD는 20-30대에 다뇨, 빈혈, 신부전의 임상 소견을 보인다.

3) 진 단

진단은 가족력이 있을 때 의심해 볼 수 있고, 유전 방식과 발병 연령이 다른 유 전질환과 감별에 도움이 된다. CT가 초음파촬영보다 진단에 더 민감도가 높다. 방사선 소견은 신장 크기는 작고, 피질수질경계가 소실되며, 낭종들이 거의 전부 수질에 분포한다.

4) 치 료

특별한 치료 방법은 없고 주로 지지요법(supportive therapy)이다. 소변으로의 염분 소실을 경구로 보충하고, 산증에 알칼리를 보충하며, 빈혈에는 에리트로포에틴을 투여한다.

7. Liddle 증후군

원인은 activating mutation of amiloride-sensitive sodium channel이고, 그 결과 원위세뇨관에서 나트륨 재흡수와 칼륨소실이 증가한다. 임상 소견으로 고혈압, 저칼륨혈증, 대사성알칼리증, 혈중 레닌 및 알도스테론 감소를 보이는 드문 상염색체우성 유전 실환이다. 치료는 ENaC(epithelial sodium channel)을 차단하는 amiloride와 triamterene과 같은 이뇨제와 저염식이다.

8. Bartter 증후군

1) 원 인

헨레 고리에서 Na^+와 Cl^-의 재흡수에 관여하는 3개의 전달체에 상염색체열성 돌연변이로 발생하는 기능 소실(loss of function mutation)로 알려져 있다. Bartter 증후군의 2가지 유형 가운데 antenatal Bartter's syndrome은 bumetanide-sensitive Na-K-2Cl cotransporter(BSC) 및 apical K^+ channel(ROMK)의 돌연변이로 알려져 있고, classic Bartter's syndrome은 basolateral Cl^- channel(CLC-Kb)의 돌연변이로 알려져 있다. 그 결과 헨레 고리에서 Na^+와 Cl^-의 재흡수가 소실되고, 체액감소, 프로스타글란딘 생성 증가, 레닌-안지오텐신계 활성 증가, 원위세뇨관에서 K^+와 H^+의 분비 증가 등의 일련의 현상이 발생한다.

2) 임상 소견

공통적으로 신장에서의 칼륨 소실에 의한 저칼륨혈증, 대사성 알칼리증, 정상 혹은 약간 낮은 혈압 등을 특징으로 한다. Antenatal Bartter's syndrome은 양수 과다증과 미숙아 분만의 병력, 영아기에 발열과 탈수, 성장 장애, 그리고 고칼슘뇨에 이차적으로 발생하는 신장석회증(nephrocalcinosis)이 흔하다. Classic Bartter's syndrome은 소아에 발병하고, 저칼륨혈증에 이차적으로 발생하는 쇄약감, 근경련, 다뇨 및 야뇨가 흔하다. 진단을 위해 필요한 것은 아니지만 신생검 소견은 사구체곁장치(juxtaglomerular apparatus) 증식이 관찰된다.

3) 진 단

저칼륨혈증, 대사성 알칼리증, 정상 혹은 약간 낮은 혈압 등이 관찰되면 의심해 볼 수 있으며, 만성 구토, 마그네슘 결핍 및 이뇨제 남용을 감별해야 한다. 만성 구토는 소변 Cl^- 농도가 낮은 것으로 감별할 수 있고, 마그네슘 결핍은 칼륨뇨증과 알칼리증을 초래하여 감별이 필요하므로 혈액과 소변의 마그네슘 농도가 낮은 것으로 감별하며, 이뇨제 남용은 소변에서 이뇨제 측정을 하여 감별한다.

4) 치 료

염분 및 칼륨 섭취는 충분히 해야 하고, 칼륨 보충이 필요한 경우가 많으며, spironolactone은 칼륨 배설을 줄인다. ACE 억제제가 일부에서 도움이 되는 경우가 있고, NSAIDs는 antenatal Bartter's syndrome에 특히 유용하다.

9. Gitelman 증후군

Bartter 증후군과 마찬가지로 저칼륨혈증, 대사성 알칼리증, 염분소실, 레닌 및 알도스테론 상승, 정상 혈압 등이 관찰되지만, 저마그네슘혈증과 저칼슘뇨증이 감별점이다. 주로 청소년기 혹은 성인에서 피곤, 쇠약감, 근경련 및 야뇨 등으로 발현된다. 원인은 원위세뇨관에서 Na^+와 Cl^-의 재흡수에 관여하는 thiazide-sensitive Na-Cl cotransporter에 상염색체열성 돌연변이로 발생하는 기능 소실(loss of function mutation)로 알려져 있다. 치료는 염분 및 칼륨 섭취를 충분히 하고, 칼륨 및 마그네슘 보충과 spironolactone이 필요하다. 그러나 Bartter 증후군과 달리 ACE 억제제와 NSAIDs는 효과가 없다.

10. 선천성 신성요붕증

1) 원 인

선천성 신성요붕(nephrogenic diabetes insipidus: NDI) 증의 대부분(>90%)은 X-염색체열성으로 유전되며, X-염색체에 있는 바소프레신(vasopressin: AVP) 제2형 수용체(AVPR2)의 유전자 변이(mutation)가 원인이다. 이 경우에 여성은 일반적으로 무증상이고 환자는 거의 대부분 남자이다. 선천성 신성요붕증의 일부(<10%)는 상염색체열성 혹은 우성으로 유전되며 aquaporin-2(AQP2) 유전자의 변이가 원인이다. 이 경우에는 남녀가 비슷한 빈도로 발병하고 환자의 부모는 거의 대부분 무증상 보인자(carrier)이다.

2) 임상 소견

신장 집합관(collecting duct)에 존재하는 AVP 제2형 수용체의 유전자 변이로 인한 기능 소실은 요농축에 장애를 초래하여 다뇨, 탈수, 저장성 소변(hypotonic urine), 고나트륨혈증 및 혈중 바소프레신의 상승이 발생한다.

3) 치 료

적절한 수분 보충이 지속적으로 필요하고, 이뇨제(thiazide, amiloride) 사용이 도움이 된다.

11. 신세뇨관산증

신세뇨관산증(renal tubular acidosis: RTA)는 신장의 산성화(acidification) 기능장애로 인해 고염소혈증 대사성산증과 정상 혈청 음이온 차이[Na^+-(Cl^-+HCO_3^-)]를 특징으로 한다. 산성화 기능 장애의 기전에 따라 몇가지 유형으로 분류된다(표 10-2).

표 10-2 정상음이온차이 대사성산증을 보이는 질환들의 비교

소 견	제1형 RTA	제2형 RTA	제4형 RTA	위장관중탄산염소실
정상음이온차이 산증	예	예	예	예
최소 요pH	>5.5	<5.5	<5.5	5~6
$FE_{HCO_3^-}$(%)	<10	>15	<10	<10
혈청칼륨	저하	저하	상승	저하
요 음이온차이	양성	양성	양성	음성
결석/신장석회증	예	아니오	아니오	아니오
Fanconi 증후군	아니오	예	아니오	아니오
하루중탄산염필요량	<4mmol/kg	>4mmol/kg	<4mmol/kg	가변적

1) 제1형(원위) 신세뇨관산증

원위세뇨관 및 집합관에서 수소이온의 배설장애로 요산성화가 안되고 칼륨배설이 증가한다. 만성 산증은 고칼슘뇨와 이차성 부갑상선기능항진증을 초래한다. 알칼리뇨와 고칼슘뇨 및 저구연산뇨(hypocitraturia)은 인산화칼슘 결석과 신장석회증(nephrocalcinosis)을 유발한다.

유전양식은 상염색체우성이 가장 흔하지만, 제1형 RTA의 대부분은 쇼그렌증후군(Sjögren′s syndrome), 고감마글로불린혈증(hypergammaglobulinaemia), 만성활동성간염, 루푸스(lupus)

와 같은 전신 질환에 이차적으로 발생한다.

진단은 혈액 검사에서 정상음이온차 대사성산증이면서 요 pH>5.5 일때 의심해 볼 수 있다. 산증이 심하지 않으면 염화암모늄(NH_4Cl)을 투여하여 충분한 산증을 유발한 후에 요 pH>5.5 가 유지됨을 확인한다. 인산화칼슘 결석과 신장석회증은 진단에 도움이 된다. 제2형 RTA는 중탄산뇨(bicarbonaturia)가 과도하게 있으므로 감별할 수 있고, 만성 설사는 요음이온 차이(Na^++K^+-Cl^-)가 음성이어서 감별할 수 있다.

치료는 알칼리($NaHCO_3^-$ 0.5-2.0mmol/kg/day) 보충이 중요하다. 저칼륨혈증이 지속되면 칼륨 보충이 필요하고, 칼륨과 구연산을 보충하기 위해 potassium citrate를 사용할 수 있다.

2) 제2형(근위) 신세뇨관산증

근위세뇨관에서 중탄산이온의 재흡수 장애에 의해 발생한다. 동반되는 근위세뇨관 기능 장애에 의해 발생하는 저인산혈증 및 활성화비타민(calcitriol) 감소가 흔하고, 그 결과 구루병(rickets) 혹은 골연화증(osteomalacia)을 초래할수 있다. 제2형 RTA는 판코니증후군(Fanconi syndrome)에서 관찰될수 있지만, 판코니증후군이 아닌 경우는 상염색체우성이나 열성으로 유전된다.

감별 진단은 혈중 중탄산이온 농도가 정상일 때 중탄산이온 분획배설률($FE_{HCO_3^-}$)은 제2형 RTA의 경우 15%가 넘지만 제1형 RTA는 10% 미만이다. 암모늄 배설은 정상이지만 만성 설사의 경우만큼 증가하지는 않기 때문에 요음이온차는 양성이다. 치료는 다량의 알칼리(5-15mmol/kg/day) 보충이 중요하고, 칼륨 보충도 필요하다.

3) 제3형 신세뇨관산증

제1형과 제2형 RTA의 소견을 모두 보이는 질환으로 매우 드물다. 원위세뇨관과 근위세뇨관 모두에 존재하는 효소인 carbonic anhydrase II의 결핍에 의해 발생한다. 뼈화석증(osteopetrosis)과 정신지체가 동반되는 상염색체열성 유전 질환이다.

4) 제4형(고칼륨혈증성 원위) 신세뇨관산증

후천적으로 알도스테론 생성이 부족하거나(e.g., 당뇨병성 신증) 세뇨관 저항성(e.g., 요로폐쇄)으로 인해 원위세뇨관에서 칼륨과 수소이온의 분비가 잘 안되어 정상음이온차 대사성산증과 고칼륨혈증이 발생한다. 감별 진단은 제1형 RTA와는 달리 요 pH<5.5 이고 고칼륨혈증이 있다. 제2형 RTA와는 달리 중탄산이온 분획배설률이 10% 미만이다. 치료는 고칼륨혈증의 교정이 중요하다. 저칼륨 식사, 알도스테론을 억제하는 약물 사용 중단, 칼륨 제거 약물(kalimate) 및 광물부신겉질호르몬(mineralocorticoid: fludrocortisone 0.1-0.2mg/d) 등을 사용할 수 있다. 광물부신겉질호르몬 보충이 부적절한 고혈압이나 심부전이 있는 경우에는 고리이뇨제를 사용하여 칼륨 배설을 촉진할 수도 있다.

12. 가성 저알도스테론증

제1형 가성 저알도스테론증(pseudohypoaldosteronism)은 광물부신겉질호르몬 수용체 유전자 돌연변이(상염색체우성 유전)

혹은 ENaC 유전자 돌연변이(상염색체열성 유전)에 의해 기능 소실(loss of function mutation)이 발생한다. 그 결과 발생하는 알도스테론 저항성은 고칼륨혈증, 대사성산증, 염분 및 체액 소실을 초래하고, 혈중 레닌과 알도스테론 농도는 증가한다. 치료는 칼륨은 제한하고, 알칼리와 염분은 보충한다.

제2형 가성 저알도스테론증(일명 Gordon 증후군)은 thiazide-sensitive Na-Cl cotransporter에 상염색체우성 돌연변이로 발생하는 activating mutation에 의한 것으로 알려져 있다. 그 결과 고혈압, 고칼륨혈증 및 대사성산증이 초래된다. 치료는 thiazide 이뇨제 사용이다.

13. 비타민 D 질환

1) X-linked hypophosphatemic rickets

PHEX endopeptidase 유전자 돌연변이에 의해, 이것에 의해 억제되는 phosphatonin이 증가하여 신세뇨관에서 인산염 재흡수 장애가 발생하는 X-염색체우성 질환이다. 그 결과 인산염 소실, 저인산혈증, 구루병, 작은 키가 초래된다. 혈중 칼슘, 부갑상선호르몬 및 $1,25(OH)_2D_3$ 농도는 정상이다. 치료는 저인산혈증의 교정이 중요하다. 인산염(oral neutral phosphate, 1-4g/d)과 calcitriol 병합요법이 뼈질환을 개선시키는 효과가 있다. 그러나 신장석회증과 신기능 저하가 발생하는가를 주시해야 한다.

2) Autosomal dominant hypophosphatemic rickets

섬유모세포성장인자(fibroblast growth factor: FGF-23) 유전

자 돌연변이에 의해 신세뇨관에서 인산염 재흡수 장애가 발생하는 상염색체우성 질환이다. 그 결과 인산염 소실, 저인산혈증, 구루병, 치아 이상 등이 초래된다.

3) 제1형 vitamin D-dependent rickets

1α-hydroxylase 유전자 돌연변이에 의해 혈중 25-hydroxy-vitamin D 농도는 정상이지만 1,25$(OH)_2D_3$ 농도가 감소하는 상염색체열성 질환이다. 그 결과 저칼슘혈증, 이차성 부갑상선기능항진증, 저인산혈증이 초래된다. 치료는 calcitriol (0.5-1.0㎍/d) 투여로 충분하고, 칼슘 및 인 보충은 대부분의 경우에서 필요없다.

4) 제2형 vitamin D-dependent rickets

비타민 D 수용체 유전자의 돌연변이에 의해 1,25$(OH)_2D_3$에 대한 말단장기 저항성이 발생하는 상염색체열성 질환이다. 그 결과 혈중 1,25$(OH)_2D_3$ 농도는 증가이지만 저칼슘혈증, 이차성 부갑상선기능항진증, 저인산혈증이 초래된다. 치료는 다량의 calcitriol(5-30㎍/d)과 칼슘 및 인 보충이 필요하다.

5) Oncogenic osteomalacia

혈관이 풍부한 중간엽종양(mesenchymal tumor)을 갖고 있는 성인에서 발생한다. 종양은 90% 이상 양성이고, 사지와 턱얼굴(maxillofacial) 부위에 호발한다. 이러한 종양이 phosphatonin을 생성하여 신세뇨관에서 인산염 재흡수 장애가 발생하는 질환이다. 그 결과 인산염 소실 및 저인산혈증이 초래되고, 혈중 칼슘 및 부갑상선호르몬 농도는 정상이다. 치료는 종양 제거로 급격히 좋아진다. Octreotide 치료가 도움이 될 수 있다.

14. Dent's disease

X-염색체에 존재하는 voltage-gated chloride channel 유전자 돌연변이에 의해 고칼슘뇨, 저분자단백뇨, 칼슘신석증, 신장석회증 등이 남자 아이에서 발생한다. 신부전으로 진행이 흔하다. 치료는 thiazide 이뇨제 사용으로 고칼슘뇨를 개선한다.

15. Isolated hypouricemia

근위세뇨관에서 요산 재흡수 장애에 의해 고요산뇨 및 저요산혈증(<2.0mg/dL)이 초래되는 상염색체열성 질환이다. 신석증 위험이 높다는 것 외에는 무증상이다. 치료는 신장결석 예방을 위해 충분히 수분 섭취 외에는 특별한 것이 없다.

16. Hartnup disease

공장(jejunum)과 근위세뇨관 솔가장자리(brush border)에 존재하는 아미노산 전달체(transporter)의 결함에 의해 아미노산 재흡수가 감소하는 상염색체열성 질환이다. 그 결과 장에서 흡수되지 않은 tryptophan이 장내 세균에 의해 분해되어 인돌산(indolic acids)이 생성 및 흡수되어 소변으로 다량 배설되는 것이 관찰된다. 대부분은 무증상으로 지내지만 일부(10-20%)에서는 필수 아미노산인 tryptophan의 결핍과 이에 따른

nicotinamide 생성 감소에 의해 펠라그라(pellagra)와 유사한 증상, 간헐적인 뇌성조화운동불능(cerebral ataxia), 섬망(delirium), 설사 등의 임상 소견을 보인다. 전반적인 아미노산뇨(generalized aminoaciduria)와는 proline 배설이 정상인 것으로 감별할 수 있고, Fanconi 증후군과는 다른 신세뇨관 결함이 없다는 것으로 감별할 수 있다.

치료는 증상이 있는 경우에 경구 nicotinamide(40-200mg/d)와 고단백식으로 하고, nicotinamide에 효과가 없는 경우에는 tryptophan ethyl ester가 도움이 될 수 있다.

17. Fanconi syndrome

근위세뇨관에서 이루어지는 전달(아미노산, 포도당, 인산염, 요산, 나트륨, 칼륨, 중탄산염, 단백질)이 전반적으로 결함이 생기는 유전 질환(AD, AR or X-linked trait)이다. 후천적으로 다발성 골수종, 아밀로이드, 중금속독성, 항암제 등에 의해 발생할 수도 있다.

치료는 인산염, calcitriol, 염분, 수분, 칼륨, 알칼리 등의 투여가 필요하다. 아미노산, 포도당, 요산 및 단백질은 보충이 필요하지 않다.

11 세뇨관간질성 질환

세뇨관간질성 질환(tubulointerstitial disease)은 세뇨관간질성 신장병증(tubulointerstitial nephropathy) 혹은 세뇨관간질성 신장염(tubulointerstitial nephritis; TIN)이라 불린다. 세뇨관간질성 질환은 일차성 세뇨관간질성 질환과 이차성 세뇨관간질성 질환으로 분류할 수 있다. 일차성 세뇨관간질성 질환은 조직학적 병변과 기능적 이상이 주로 세뇨관과 간질에 존재한다. 이차성 세뇨관간질성 질환은 사구체 혹은 혈관 손상이 진행하여 이차적으로 세뇨관과 간질에 병변이 발생한다. 또한 세뇨관간질성 질환은 급성 세뇨관간질성 질환과 만성 세뇨관간질성 질환으로 분류할 수 있다(표 11-1). 급성 세뇨관간질성 질환은 형태학적으로 간질 부종, 염증세포(단핵구 및 다형핵 중성구) 침윤 및 세뇨관 세포괴사 소견을 보이고, 발병은 급성(수일-수주)이며, 경과는 가역적으로 급성신부전의 15-20%를 차지한다. 만성 세뇨관간질성 질환은 형태학적으로 간질 섬유화, 단핵구 침윤, 세뇨관 위축 및 관강확장 소견을 보이고, 발병은 만성(수개월-수년)이며, 경과는 비가역적으로 만성신부전의 20-30%를 차지한다.

기능적 이상은 GFR 감소, Fanconi 증후군, 신세뇨관산증, 작

표 11-1 급성 및 만성 세뇨관간질성 질환의 주요 원인

Ⅰ. 급성 간질성신염
1. 약물(항생제, NSAIDS, 이뇨제, 항경련제, allopurinol)
2. 감염(세균, 바이러스, Leptospira, Rickettsia)
3. 특발성

Ⅱ. 만성 세뇨관간질성 질환
1. 유전성 신질환(PKD, MSK)
2. 외인성독소(진통제, 납, 리튬, 중금속)
3. 대사성독소(고요산혈증, 고칼슘혈증, 저칼륨혈증)
4. 종양(백혈병, 림프종, 다발성골수종)
5. 자가면역질환(Sjögren증후군)
6. 기타(만성신우신염, 만성요로폐쇄, 방관요관역류, 방사선신장염)

은 분자량의 단백뇨, 다뇨, 야뇨 및 등장뇨(isothenuria), 고칼륨혈증, 염분소실 등이 있다(표 11-2).

표 11-2 세뇨관간질성 질환의 기능적 이상

소 견	원 인
GFR감소	세뇨관폐쇄 및 미세혈관폐색
Fanconi 증후군	근위세뇨관 재흡수(아미노산, 포도당, 인산염, 요산, 중탄산염) 장애
작은 분자량의 단백뇨	근위세뇨관 재흡수(작은 분자량의 단백질) 장애
RTA	암모니아 생성 감소, 원위세뇨관의 산 배설 장애, 근위세뇨관의 중탄산염 재흡수 장애
다뇨, 야뇨 및 등장뇨	세뇨관의 요 농축 장애
고칼륨혈증	피질집합관의 알도스테론저항성 및 칼륨분비장애
염분소실	원위세뇨관의 나트륨재흡수 장애

1. 급성 세뇨관간질성 질환 (acute tubulointerstitial disease: ATIN)

1) 알레르기성 간질성 신장염(allergic interstitial nephritis: AIN)

약물(sulfonamide, cephalosporin, rifampin, thiazide, cimetidine, allopurinol)에 대한 과민반응으로 발생한다. 고질소혈증이 흔히 발생하고, 발열, 피부발진, 말초혈액 호산구증가증(eosinophilia)은 AIN을 시사하는 3가지 주요 소견(diagnostic triad)이다. 요검사 소견은 혈뇨, 경증 단백뇨, 무균 농뇨(sterile pyuria) 및 호산구를 관찰할수 있고, 신생검으로 확진한다. 치료는 원인 약물을 중단하면 호전되지만, 심한 경우에는 스테로이드를 단기간(prednisolone 60mg/d for 10-14 days) 사용해 볼 수 있다.

2) NSAIDs

NSAIDs와 관련된 ATIN은 심한 단백뇨가 동반되고, 발열, 피부발진 및 말초혈액 호산구증가증과 같은 과민 반응 소견은 없는 것이 특징이다. 약물 중단 후 회복까지 시간이 오래(수개월) 소요되고, 스테로이드는 별로 도움이 안 된다.

3) 특발성(idiopathic)

ATIN은 약물, 감염(세균, 바이러스) 및 전신 질환(루푸스, 이식신) 등에 의해 발생하지만 약 15-20% 정도는 원인미상(특발성: idiopathic)이다.

2. 만성 세뇨관간질성 질환 (chronic tubulointerstitial disease: CTIN)

1) 독성 물질(toxin)

독성 물질에 의한 신손상은 서서히 발병하고, 임상 소견이 비특이적이며, 진단이 주로 병력(항생제, 진통제, 식품보조제 및 한약 등의 복용력)에 의존하므로 진단이 쉽지는 않지만 독성 물질에 더 이상의 노출을 피하면 독소 콩팥병증(toxic nephropathy)을 예방할 수 있고, 경우에 따라 가역적으로 회복시킬 수도 있다는 점에 그 중요성이 있다.

가) 외인성 독소(exogenous toxin)

① **진통제 콩팥병증**(analgesic nephropathy)

페나세틴(phenacetin)과 aspirin, acetaminophen 복합제를 장기간 남용할 때 발생할 수 있는 질환이다. 형태학적으로 콩팥유두괴사(papillary necrosis)와 세뇨관간질염증이 특징적이다. 발병 기전으로 진통제에 의한 내부수질(inner medulla) 혈관공급(vasa recta)에 손상이 국소적인 간질염증과 콩팥유두허혈(papillary ischemia)을 초래한다. 임상 소견으로 간혹 괴사 조직에 의한 요로폐쇄로 신산통(renal colic)이 발생할 수 있고, 요검사에서 혈뇨, 경증 단백뇨(<1g/d), 무균 농뇨가 발견되며, 요농축장애가 동반된다. 신기능에 비해 빈혈이 심한 것이 특징이고, IVP에서 "ring sign"은 질병 특유(pathognomonic) 소견이다.

페나세틴(phenacetin) 이외의 진통제들(acetaminophen, NSAIDs)

이 전형적인 진통제 콩팥병증을 초래하는가는 논란이 되고 있고, 관련이 있다 하더라도 그 위험(risk)은 낮은 것으로 추정된다.

② **납 콩팥병증**(lead nephropathy)

납중독은 만성 세뇨관간질성 질환을 유발할 수 있다. 주로 근위세뇨관에 납의 축적이 이루어지고 고요산혈증이 특징이며, 사구체는 허혈성 변화가 생겨 나중에는 신장이 위축된다. 신기능이 서서히 나빠지고, 위축된 신장, 통풍 및 고혈압이 동반되어 있으면 납중독에 의한 납 콩팥병증을 의심해야 한다. 진단은 혈중 납 농도가 높거나, 높지 않더라도 calcium disodium edetate와 같은 킬레이트제(chelating agent)를 투여하면 소변으로 배설되는 납의 양이 증가한다(>0.6mg/d). 치료는 납에 노출을 피하고, calcium disodium edetate를 투여하여 소변으로 납을 배설시킨다.

③ **리튬 콩팥병증**(lithium nephropathy)

양극성 장애(bipolar disorder)에 사용하는 리튬은 만성 세뇨관간질성 질환을 유발할 수 있다. 그 결과 신기능이 서서히 나빠지거나 신성 요붕증(nephrogenic diabetes insipidus)이 발생할 수 있다.

나) 대사성 독소(metabolic toxin)

① **만성 요산염 콩팥병증**(chronic urate nephropathy)

요산이 세뇨관, 간질 및 요로에 침착하여 발생하는 신장병은 3가지 유형(chronic urate nephropathy, acute uric acid nephropathy, uric acid nephrolithiasis)이 있다. 만성 요산염 콩

팥병증(chronic urate nephropathy)은 요산염이 신수질의 간질에 침착되어 간질염증과 섬유화를 초래하는 만성 세뇨관간질성 질환으로 통풍 콩팥병증(gouty nephropathy)이라고도 불린다. 결절통풍(tophaceous gout) 환자에서 만성요산염 콩팥병증이 동반되는 경우가 드물게 있지만, 납 중독이 원인이 되어 고요산혈증과 만성요산염 콩팥병증이 발생하는 경우가 더 많다. 요검사 소견은 거의 정상 소견을 보인다. 만성신부전, 거의 정상인 요검사 소견, 고혈압 및 통풍이 있는 경우에는 만성요산염 콩팥병증, 납 콩팥병증 및 고혈압성 신경화증을 감별해야 한다.

② **고칼슘혈증 콩팥병증**(hypercalcemic nephropathy)

일차성 부갑상선기능항진증, 사르코이드증(sarcoidosis), 다발성 골수종, 비타민 D 중독증 혹은 전이성 뼈질환에 의한 만성 고칼슘혈증은 세뇨관간질 병변과 진행성 신부전을 초래한다. 가장 특징적인 임상 소견은 요농축 장애에 의한 다뇨 및 야뇨이다.

③ **저칼륨혈증 콩팥병증**(hypokalemic nephropathy)

지속적인 저칼륨혈증은 비가역적인 세뇨관간질 병변을 초래한다. 가장 특징적인 임상 소견은 요농축 장애에 의한 다뇨, 야뇨 및 다음이다.

2) 종 양

림프종과 일부 고형 종양에 동반되는 사구체 질환을 제외하면 신외종양(extrarenal neoplasm)에 동반되는 신장 질환은 주로 세뇨관간질성 질환이다. 고형 종양에 의한 전이성 신장 침범은 드물지만 혈액암(림프종, 백혈병)에 의한 신장 침범은 종종 있다.

① **골수종콩팥**(myeloma kidney)

형질세포질환(plasma cell dyscrasia)인 다발성 골수종에서 경쇄독성(light-chain toxicity)과 직접 관련있는 신장병은 3가지 유형(myeloma kidney, renal tubular dysfunction, amyloidosis and light-chain deposition disease)이 있다. 골수종콩팥은 다발성 골수종에서 다량 생성된 경쇄독성(세뇨관 손상 및 세뇨관내 폐쇄)에 의해 발생한 신부전을 말한다.

3) 면역 질환

① **Sjögren 증후군**

Sjögren 증후군에서 발생하는 신장병은 CTIN이다. 요농축능 저하와 제1형 RTA가 주요 임상소견이다.

② **사구체신염에 동반되는 세뇨관간질성 질환**

발병 원인이 사구체와 세뇨관 및 간질에 각각 직접 손상을 가하는 경우도 있지만, 세뇨관간질성 질환이 사구체신염에 이차적으로 발생하는 경우가 더 흔하다. 그 기전으로 단백뇨에 의한 세뇨관 손상, 사구체에서 생성된 cytokine에 의한 세뇨관 세포 활성화, 세뇨관간질 허혈 등이 거론되고 있다.

4) 기 타

① **방광요관역류**(vesicoureteral rcflux)

방광요관역류는 사구체에는 FSGS, 세뇨관 및 간질에는 CTIN을 초래할 수 있다. 역류 교정을 위한 수술이 필요하지만,

이미 사구체경화증이 진행된 상태에서는 비뇨기과적 역류 교정 수술이 별로 도움이 되지 않는다.

② **방사선신장염**(radiation nephritis)

5주 이내에 23 Gy (2300 rad) 이상의 방사선에 노출되면 TIN 소견을 보이는 방사선 신장염이 발생할 수 있다. 방사선에 의한 신허혈이 주요 발병 기전이다. 신부전, 고혈압, 빈혈 및 단백뇨가 주요 임상 소견이다.

12 신혈관 손상

1. 신동맥 혈전색전 질환

신동맥 혈전색전 질환(thromboembolic disease of the renal arteries)은 특히 노인에서 신기능 감소의 주요 원인이지만 특별히 염두에 두지 않으면 진단이 어렵다. 혈전은 신혈관 자체 병변(posttraumatic, atherosclerotic, or inflammatory)의 결과로 발생하거나, 다른 혈관에서 기원한 색전(fat embolism, mural thrombi following myocardial infarction, bacterial endocarditis, or aseptic vegetation)의 결과로 발생한다. 신동맥 색전은 15-30% 에서 양측성으로 발생한다.

임상 소견은 신동맥 폐쇄의 속도와 정도에 따라 다양하다. 신동맥 폐쇄가 갑자기 발생하면 옆구리 통증, 오심, 구토, 발열, 고혈압, 혈뇨, 신조직 효소(AST, LDH, alkaline phosphatase) 상승, 신기능 감소 등의 소견을 보이고, 죽상경화성 신동맥 폐쇄의 경우처럼 서서히 발생하면 발견 못하고 지낼 수도 있다. 신동맥조영술로 확진한다.

급성 신동맥 혈전색전 질환의 치료는 수술, 항응고제, 지지요법 및 고혈압 조절이다. 치료 방법의 선택은 수술을 견뎌낼 수 있는 환자의 전신 상태와 신동맥 폐쇄의 속도와 정도에 따라 결정한다.

2. 신동맥 죽종성색전 질환

신동맥 죽종성색전 질환(atheroembolic disease of the renal arteries)은 대동맥에 존재하는 죽상경화판(atherosclerotic plaque)에서 콜레스테롤 결정이 떨어져 나와 신동맥에 콜레스테롤 색전을 초래하고, 그 결과 신부전이 발생한다. 발생 빈도는 최근 증가 추세이고, 호발 요인(predisposing factor)으로 남자, 노인, 고혈압, 당뇨 등이 중요한 인자이다. 혈관조영술이 가장 흔한 유발 원인(inciting event)이고, 그밖에 혈관수술, 혈관성형술(angioplasty), 항응고제(헤파린), 혈전용해제 사용 후에 유발되는 경우가 있다.

임상 소견은 그물울혈반(livedo reticularis), purple toes 및 발가락 괴사와 같은 피부 소견이 가장 흔한 콩팥 밖 소견이고, 그밖에 망막, 근골격계, 신경계 및 창자에도 콜레스테롤 색전이 발생할 수 있다.

진단은 원인 불명의 신기능 악화가 있는 환자의 망막에서 콜레스테롤 색전을 발견하면 진단에 도움이 되고, 신생검에서 세동맥에 콜레스테롤 결정을 관찰하면 확진할 수 있으며, 신생검이 어려운 경우에는 증상이 없는 골격근이나 피부 생검에서 콜레스테롤 결정을 확인해 볼 수 있다.

효과적인 특별한 치료 방법은 없지만 일부에서 신기능이 서서히 회복되는 경우가 있으므로, 유발 원인을 피하고(항응고제를 사용하고 있다면 중단하고) 항고지혈증 약제를 사용하는 것이 도움이 될 수 있다.

3. 신정맥혈전증

신정맥혈전증(renal vein thrombosis; RVT)의 호발 요인(predisposing factor)으로 외상, 외부 압박, 신세포암, 탈수(영아), 신증후군, 임신 및 경구 피임제 등이 있다. 가령 막성사구체병(membranous glomerulopathy)에 동반된 신증후군에 신정맥혈전증이 잘 생기고, 신정맥혈전증이 발생하면 기존에 있던 단백뇨가 심해질 수 있다.

임상 소견은 신정맥혈전증의 발생 속도와 심한 정도에 따라 다르다. 가령 주로 소아에서 발생하는 급성 신정맥혈전증은 발열, 통증 및 신장 파열까지 초래될 수 있고, 성인의 RVT는 호발 요인이 있는 환자에서 신기능이 나빠지거나 단백뇨 및 혈뇨가 심해지는 경우에 의심해 볼 수 있으며, 노인의 경우처럼 RVT가 서서히 발생하면 재발성 폐색전증이나 고혈압 발생 말고는 특이 소견이 없는 경우가 많다.

진단은 신정맥조영술로 확진한다. 그러나 종종 도플러초음파, CT, MRI 등으로 혈전을 발견하여 확진하게 되는 경우도 있다.

치료는 폐색전증을 예방하고 신기능 및 단백뇨 개선 효과가 일부 있을 것으로 기대되는 항응고제의 사용이다. 그밖에 streptokinase나 혈전제거술(thrombectomy)이 도움이 될 수도 있고, 신장절제술(nephrectomy)이 필요한 경우(영아에서 발생하는 위급한 급성 신정맥혈전증)도 있다.

4. 신동맥협착증(RAS)과 허혈성 신질환

신동맥협착증(renal artery stenosis)은 고혈압 환자의 2-5%에서 원인이고, 허혈성 신질환(ischemic renal disease)은 50세 이상 말기신부전의 15-20%에서 원인 신질환이다. 중년 및 노년에서 신동맥협착증의 흔한 원인은 신동맥 기시부의 죽상판(atheromatous plaque)이고, 젊은 여성에서 신동맥협착증의 흔한 원인은 섬유근형성이상증(fibromuscular dysplasia)이다. 신동맥협착증을 생각하게 하는 임상 소견은 표 12-1과 같다.

표 12-1 신동맥협착증과 동반되는 임상 소견

Ⅰ. 고혈압
1. 35세 이전 혹은 50세 이후에 고혈압이 급작스럽게 발병
2. 가속 혹은 악성 고혈압
3. 3가지 이상 약제에 효과가 없는 불응성 고혈압

Ⅱ. 고질소혈증
1. 원인 미상의 고질소혈증
2. ACE 억제제 사용에 의해 고질소혈증 발생

Ⅲ. 기타
1. 복부 혹은 옆구리 청진시 잡음
2. 원인 미상의 저칼륨혈증
3. 한쪽 신장이 작음
4. 관상동맥 혹은 말초혈관질환

진단을 위한 첫 선별 검사는 비침습적인 도플러 초음파 검사이고, 보다 민감도와 특이도가 높은 비침습적인 검사로 자기공명혈관조영술(magnetic resonance angiography: MRA)가 있다. 확진은 침습적인 혈관조영술이고, 조영제 사용을 최소화 하기

위해 DSA(digital substraction angiography)를 시행할 수 있다. 고혈압의 발병에 의미있는 신동맥협착증인지를 확인하는 검사로 ACE 억제제 투여 후 촬영한 DTPA 신스캔 혹은 MAG_3 신스캔이 있다.

치료는 약물요법과 중재요법(interventional therapy; surgery or angioplasty)으로 구분할 수 있다. 섬유근형성이상증에 의한 신동맥협착증인 젊은 환자는 경피경관혈관성형술(percutaneous transluminal angioplasty; PTA)에 성공률이 높다. 죽상경화성 신동맥협착증인 환자는 PTA에 재협착률이 높기 때문에 가능하면 스텐트를 삽입하고, 여의치 않으면 수술을 고려한다.

5. 용혈성요독증후군과 혈전저혈소판혈증자색반병

용혈성요독증후군(hemolytic uremic syndrome: HUS)과 혈전저혈소판혈증자색반병(thrombotic thrombocytopenic purpura: TTP)은 미세혈관병용혈빈혈(microangiopathic hemolytic anemia: MAHA), 저혈소판증 및 신부전을 특징으로 하는 소모성 응고병증(consumptive coagulopathy)이다. TTP의 전형적인 임상소견 5가지(pentad)는 상기 3가지에 중추신경계 장애와 발열이다. HUS와 TTP의 병리 소견은 thrombotic microangiopathy이고, 병태 생리에서 내피세포 손상이 가장 중요한 초기 병변이다. 원인은 특성 대장균의 독소, 면역복합체, 전이성 암, 약물(항암제, cyclosporine, clopidogrel) 등이 알려져 있다.

치료는 TTP의 경우 혈장교환술(plasma exchange)을 가능한 빨리 시작하는 것과 고용량 스테로이드의 사용이 필요하다. HUS에서 효과가 입증된 치료는 없고, 혈장교환술의 효과도 확실치 않다.

6. 세동맥 신경화증(arteriolar nephrosclerosis)

고혈압은 신동맥의 유리질동맥경화증(hyaline arteriolosclerosis)을 유발하고, 결과적으로 신장의 기능 소실(신경화증: nephrosclerosis)로 이어진다.

1) 양성 세동맥 신경화증(benign arteriolar nephrosclerosis)

오랜 기간 고혈압에 노출될 때 신장의 세동맥에 동맥경화증이 발생하고, 좁아진 혈관은 사구체와 세뇨관에 허혈성 손상을 초래한다. 임상 소견은 다른 심혈관계의 변화(망막혈관변화, 심비대 및 심부전)와 신장 질환(경증 단백뇨 및 고질소혈증)이 관찰된다. 치료는 혈압 조절이 중요하다.

2) 악성 세동맥 신경화증(malignant arteriolar nephrosclerosis)

악성 고혈압이란 갑자기 심한 혈압 상승(DBP>130mmHg)과 시각신경유두부종(papilledema), 중추신경계 증상(어지럼증, 두통, 의식장애), 심부전 및 급성신부전이 동반되는 특징을 갖고 있다. 조직학적으로 섬유소성 괴사(fibrinoid necrosis)가 관찰되는 괴사 세동맥염(necrotizing arteriolitis)과 양파껍질병변(onion-skin lesion)이 관찰되는 증식 세동맥염(hyperplastic arteriolitis)의 2가지 혈관병변이 특징이다. 치료는 즉각적이고 적극적인 혈압 조절이 필수적인 응급 상황이다.

7. 전신 피부경화증(scleroderma: progressive systemic sclerosis)

피부경화증에 동반되는 신장 질환은 2가지 유형이 있다. ① 요이상(경증 단백뇨)이 오랜 기간 지속되고, 나중에는 고질소혈증이 발생하는 지속적 요이상(persistent urinary abnormalities) 유형과, ② 악성 고혈압, 핍뇨, 부종, 미세혈관병용혈빈혈(MAHA) 및 중추신경계 이상 등이 동반되면서 신기능이 급속히 나빠지는 scleroderma renal crisis(SRC)가 있다. 피부경화증에 동반되는 신장 질환은 고질소혈증이 발생하면 예후가 나쁘다.

치료는 적극적인 혈압 조절이 신부전 진행의 예방에 효과적이다. 특히 SRC의 경우에는 ACE 억제제를 신속히 사용하여 급성신부전을 호전시킬 수 있다.

8. 낫적혈구 콩팥병증(sickle cell nephropathy)

신장 수질의 높은 삼투압 및 저산소 환경과 직행혈관(vasa recta)의 완만한 혈류는 적혈구의 낫혈구화(sickling)가 호발하여 국소적인 경색증에 의한 콩팥유두괴사(papillary necrosis)가 발생할 수 있고, 세뇨관에 허혈성 손상은 세뇨관기능의 결함을 초래할 수 있다. 사구체에 허혈성 손상은 고질소혈증을 유발하고, 사구체의 혈류 증가와 과여과(hyperfiltration)는 FSGS를 초래한다.

치료는 낫적혈구 빈혈의 치료와 동일하다. 또한 ACE 억제제가 낫적혈구 콩팥병증에 동반되는 과여과사구체병(hyperfiltration glomerulopathy)에 효과가 있다.

9. 임신중독증(toxemia of pregnancy)

산모의 5-7%에서 발생하는 자간전증(preeclampsia)은 고혈압(>140/90mmHg), 단백뇨(>300mg/d) 및 부종을 특징으로 한다. 여러 장기의 혈관 수축과 내피 손상이 주요 병변이다. 심한 자간전증은 심한 고혈압(>160/110mmHg), 심한 단백뇨(>5g/d), 핍뇨 및 신부전, 폐부종, 중추신경계 장애(두통, 시력장애, 발작, 혼수), 간기능 장애((ALT: 2배 이상 상승), 저혈소판증(<100,000/㎕) 및 DIC 등을 특징으로 한다. HELLP(*h*emolysis, *e*levated *l*iver enzymes, *l*ow *p*latelets) 증후군은 심한 자간전증의 일종으로 사망률이 높다.

치료는 경한 자간전증의 경우 안정 및 관찰이고, 심한 자간전증의 경우 임신 32주 이후에는 분만을 고려한다. 혈압 조절을 위한 약으로 경정맥 labetalol이나 hydralazine이 가장 많이 사용되고 있고, 칼슘 통로 차단제는 대체약으로 사용되며, ACE 억제제나 ARB는 금기이다.

10. 콩팥겉질괴사(renal cortical necrosis)

갑자기 양쪽 콩팥에 발생하는 겉질괴사는 패혈유산(septic abortion), 태반조기박리(abruptio placentae) 및 자간전증(preeclampsia)과 관련이 있다. 콩팥겉질혈관의 응고는 콩팥겉질괴사를 초래하고, 그 결과 발생하는 급성신부전은 대체로 비가역적이다.

13 요로감염

깨끗이 채취된 중간뇨(midstream) 배양 검사에서 균이 10^5/mL 이상 자랄 때 요로감염이 있다고 할 수 있다. 그러나 증상이 동반되거나 치골상흡인(suprapubic aspiration) 혹은 도관을 통해 채취된 경우에는 10^2-10^4/mL 정도만 배양되더라도 요로감염이라고 할 수 있다. 한편 10^5/mL 이상 배양되더라도 경우에 따라서는 요로감염이 아니라 오염(contamination)에 의한 것일 수도 있다. 요로감염은 하부요로감염(요도염, 방광염)과 상부요로감염(신우신염, 신농양)으로 분류할 수 있다. 항생제 치료 후에 재발(recur)하는 경우는 치료 종결 2주 이내에 잔존해 있는 동일한 균으로의 재발(relapse)과 다시 감염되는 재감염(reinfection)으로 구분할 수 있다.

1. 급성 요로감염 : 요도염, 방광염, 신우신염

1) 역 학

역학적으로 요로감염은 카테터와 관련된 요로감염(원내 감염: nosocomial UTI)과 카테터와 관련없는 요로감염(지역 사회

획득 감염: community-acquired UTI)으로 구분할 수 있다. 또한 증상 유무에 따라 분류(symptomatic or asymptomatic UTI)할 수도 있다. 요로감염은 여성에서 흔하지만, 50세 이하의 남성에서는 드물다.

2) 원 인

가장 흔한 원인균은 그람음성간균이고, 그 중에서도 요로계 이상이나 카테터를 갖고 있지 않는 급성 요로감염의 대부분(약 80%)은 *Escherichia coli* 가 원인균이다. *Proteus* 와 *Klebsiella* 는 요로결석과 동반되는 경우가 많다. 그람양성구균인 *S. aureus* 가 소변에서 배양되면 혈행성 요로감염의 가능성을 의심해 볼 필요가 있다.

배뇨 곤란(dysuria)과 빈뇨를 호소하는 여성의 1/3은 의미있는 세균뇨가 동반되지 않아서 요도증후군(urethral syndrome)이라고 했다. 그러나 이들 가운데 3/4은 세균이 10^2-10^4/mL 정도만 배양되거나 *Chlamydia trachomatis*, *Neisseria gonorrhoeae* 및 herpes simplex 바이러스 등에 의한 성매개요도염(sexually transmitted urethritis)이다.

그밖에 요도염, 방광염 및 전립선염의 원인균으로 *Ureaplasma urealyticum*, 소아 및 젊은 사람에서 급성출혈성방광염을 초래하는 아데노바이러스(adenovirus), 카테터를 갖고 있거나 당뇨병 환자에서 진균(candida) 감염 등이 종종 관찰된다.

3) 발병 기전

요도 주변부에 그람음성간균의 집락 형성(colonization)에 관여하는 요인들은 확실하지는 않지만 생식기 감염(genital infection), 항생제 및 살정자제(spermicide) 사용 등에 의해 질에 존재하는 lactobacilli와 같은 정상균 무리(normal flora)의 변화가 중요한 역할을 하리라고 추정된다. 요도 주변부에 형성된 균 집락은 성교할 때 동반되는 요도마사지(urethral massage)에 의해 쉽게 방광으로 들어갈 수 있다. 그러나 실제로 방광에 감염이 발생하는지 여부는 균의 병원성과 인체의 방어 기전에 의해 좌우된다. 요로감염 발병에 기여하는 요소들은 다음과 같다.

① 성별의 차이 및 성행위

여성의 요도는 해부학적으로 감염에 취약하다. 특히 성교 후에는 균이 쉽게 방광으로 들어갈 수 있으므로 성교 직후의 배뇨가 도움이 된다. 50세 미만의 남성은 요로감염이 드물다. 그러나 전립선비대에 의한 요도 폐쇄가 있거나 항문성교를 하는 경우에는 요로감염의 빈도가 증가한다.

② 임 신

임신은 요류(urinary flow)의 정체 및 방광요관역류(VUR)를 초래하여 요로감염, 특히 상부 요로감염의 빈도가 증가한다.

③ 요로폐쇄

종양, 협착, 결석 및 전립선비대 등에 의한 요로폐쇄는 요로감염이 잘 동반되고, 감염이 동반된 요로폐쇄는 신장 조직 손상을 급격히 초래하므로 폐쇄 원인을 조기에 발견하고 교정하는 것이 매우 중요하다.

④ 신경인성 방광 기능장애

척수 손상, 다발경화증(multiple sclerosis) 및 당뇨병 등에 의해 방광으로 가는 신경에 문제가 발생하면 신경인성 방광 기능장애가 초래된다. 그 결과 요류의 정체 및 카테터 삽입으로 인해 요로감염에 취약하다.

⑤ 방광요관역류(VUR)

VUR은 상부 요로감염의 빈도를 증가시키고 신장 조직 손상을 쉽게 초래한다. 그러므로 상부 요로감염이 있는 환자에서 원인이 불분명한 신장의 위축이나 상처가 있을 때 VUR을 확인하기 위한 배뇨방광요도조영술(VCUG: voiding cystourethrography)이 필요하다. 그러나 IVP 소견이 정상인 재발성 상부 요로감염 단독으로는 굳이 VCUG 까지는 필요없다.

⑥ 세균 독성 인자

요로병원성(uropathogenic)을 갖는 *E. coli* 는 세균이 요로상피세포에 잘 부착되도록 하는 fimbriae, 인체의 방어 기전에 저항하는 hemolysin과 aerobactin 등과 같은 독성 인자(virulence factor)를 갖고 있다. 급성신우신염과 급성방광염을 일으키는 *E. coli*는 대부분 이러한 독성 인자를 갖고 있는 uropathogenic *E. coli*이다. 그러나 요로계 이상 소견이 있는 경우에 합병된 요로감염은 독성 인자가 없는 *E. coli* 가 많다.

⑦ 유전 인자

재발성 요로감염의 가족력은 사람(숙주: host)에서 요로감염에 취약한 유전 인자가 있으리라는 것을 시사한다. 가령 세균이 부착되는 요로상피세포 수용체의 수와 종류는 일부 유전적으로 결정된다. 예를 들면 P blood group-positive인 사람은 P fimbriae가 부착하는 수용체를 갖고 있어서 요로감염이 잘 발생한다는 것이다.

4) 임상 소견

① 급성 신우신염

발열, 오한, 빈맥, 전신근육통, 오심, 구토, 설사 및 늑척추각 압통(CVA tenderness)을 호소한다. 혈액검사에서는 백혈구증가증과 CRP(C-reactive protein)의 상승이 관찰된다. 적절한 항생제를 투여한 후 48-72시간이면 증상은 많이 좋아진다. 그렇지 않으면 요로폐쇄나 농양 등의 합병증이 동반되어 있을 가능성을 생각해 본다.

② 방광염

배뇨곤란, 빈뇨, 절박뇨, 치골상부 통증 및 압통을 호소한다. 소변은 탁하고, 악취가 나며, 혈뇨가 동반될 수 있다. 요검사에서 백혈구와 세균이 관찰된다. 합병증이 없는 급성 방광염의 대부분은 *E. coli* 혹은 *S. saprophyticus*에 의한 것이다. 생식기 병변이나 질 분비물이 동반되어 있으면 설령 의미있는 세균 배양이 관찰되지 않아도 *Chlamydia trachomatis*, *Neisseria gonorrhoeae*, *Trichomonas*, *Candida* 및 herpes simplex 바이러스에 의한 질염(자궁경부염), 요도염 및 방광염을 의심해 볼 수 있다.

③ 요도염

배뇨곤란, 빈뇨 및 농뇨를 호소한다. *Chlamydia trachomatis*,

Neisseria gonorrhoeae 및 herpes simplex 바이러스 등에 의한 성매개요도염(sexually transmitted urethritis)은 증상이 서서히 발현하여 1주일 이상 지속되고 혈뇨나 치골상부통증은 없다. 반면에 대장균 및 포도상구균 등에 의한 요도염은 대개 증상이 급격히 발현하여 3일 미만이고 육안적 혈뇨 및 치골상부통증을 동반하는 경우가 많다.

5) 진 단

원심 분리하지 않은 소변에서 현미경으로 세균이 관찰되면 요로감염을 시사하는 의미있는 소견이라 할 수 있다. 원칙적으로 요로감염이 의심되는 환자는 모두 세균 배양 및 항생제 감수성 검사를 시행해야 하지만 특별한 문제가 합병되어 있지 않으면서 단순히 급성 방광염을 시사하는 전형적인 소견을 보이는 환자는 세균배양검사를 시행하지 않고 치료를 시작할 수 있다.

IVP나 방광경검사는 모든 요로감염 환자에서 시행할 필요는 없다. 그러나 남성 요로감염, 여성 요로감염 중에 재발, 소아 요로감염병력, 결석, 통증이 없는 혈뇨, 반복되는 신우신염 등이 있는 경우에는 검사가 필요하다.

6) 치 료

가) 요로감염의 치료 원칙

① 합병증이 없는 급성 방광염을 제외하고 모든 요로감염은 항생제 치료 시작 전에 세균 배양 및 항생제 감수성 검사를 시행해야 하고, 항생제 감수성 검사가 나오면 결과를 치료에 반영한다.

② 요로폐쇄 및 결석 등과 같은 요로감염을 조장하는 요인은 찾아서 가능한 교정한다.

③ 증상이 호전되었다고 반드시 세균학적으로 완치를 의미하는 것은 아니다.

④ 치료가 종결되면 치료 실패(failure)인지 완치(cure)인지를 분류한다. 재발하는 경우에는 동일 균인지 다른 균에 의한 것인지를 구분하고, 조기(치료 종결 후 2주이내) 재발인지 늦은 재발인지를 분류한다.

⑤ 합병증이 없는 하부 요로감염은 단기 항생제 치료가 가능하지만 상부 요로감염은 충분한 기간의 항생제 치료를 요한다. 동일 균에 의한 조기 재발은 질 집락 형성(vaginal colonization)에 의한 경우가 많고, 후기 재발은 새로운 균의 재감염이거나 질과 직장에 존재하는 균무리(vaginal and rectal flora)에 의한 경우가 많다.

⑥ 지역 사회-획득 감염은 대체로 항생제에 잘 듣는다.

⑦ 병원 감염이나 자주 재발하는 경우에는 항생제-저항균에 의한 감염일 가능성을 고려한다.

나) 부위별 요로감염의 치료

① 여성에서 합병증이 없는 급성 방광염은 단기간 항생제 치료가 가능하다(그림 13-1, 표 13-1). 그러나 남성은 대개의 경우 요로 이상이나 전립선염이 동반되므로 단기간은 곤란하고 7-14일간 치료를 요한다(표 13-2).

② 여성에서 급성 요도염의 치료는 원인균에 따라 다르다. 그러나 균이 배양되지 않고 농뇨도 없는 요도증후군은 항생제

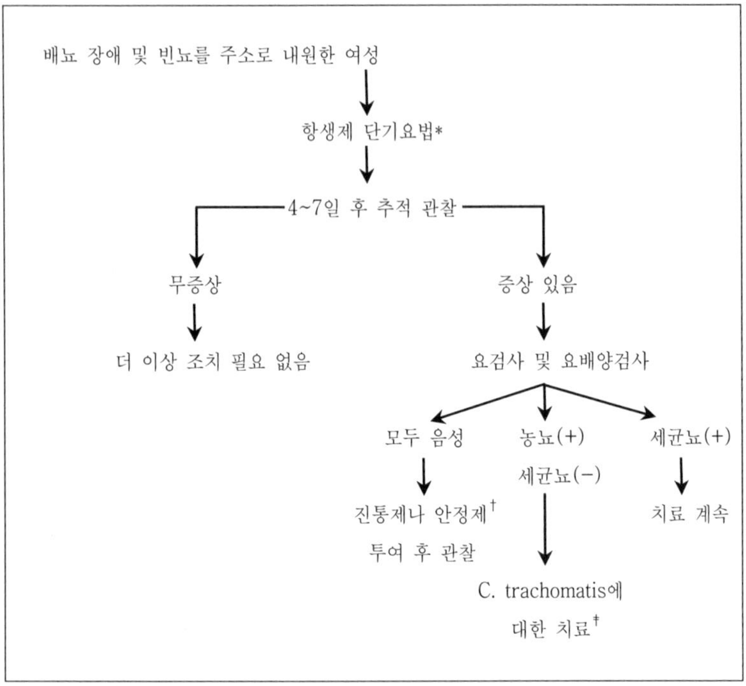

그림 13-1 배뇨 장애 및 빈뇨를 주소로 내원한 여성의 치료 방침

표 13-1 배뇨 장애 및 빈뇨를 주소로 내원한 여성의 처방례

처방례(여성)

* 항생제 단기요법(short-course therapy)

(1) Trimethoprim/sulfamethoxazole(TMP/SMX)
하루에 TMP160−320mg/SMX800−1600mg
(TMP80−160mg/SMX400−800mg씩, 2회)씩 3일간 경구복용

(2) Fluoroquinolone

① Ciprofloxacin
하루에 500−1000mg(250−500mg씩, 2회)씩 3일간 경구복용

② Ofloxacin
하루에 400mg(200mg씩, 2회)씩 3일간 경구복용

③ Levofloxacin
하루에 200mg(100mg씩, 2회)씩 3일간 경구복용

† Diazepam(Valium) 하루에3−6mg(1−2mg씩, 3회)씩 경구투여 후 관찰 ‡ *C. trachomatis* 요도염에 대한 치료 (1) Doxycycline 하루에 200mg(100mg씩, 2회)씩, 7−14일간 경구복용 (2) Tetracycline 하루에 1000mg(250mg씩, 4회)씩, 7−14일간 경구복용 (3) Erythromycin 하루에 1000mg(250mg씩, 4회)씩, 7−14일간 경구복용 (4) Azithromycin 1000mg을 1회 경구복용

표 13-2 남성 요로감염의 처방례

처방례(남성)
1) 항생제 표준요법(conventional therapy) (1) Trimethoprim/sulfamethoxazole 하루에 TMP320mg/SMX1600mg(TMP160mg/SMX800mg씩, 2회)씩, 10−14일간 경구복용 (2) Fluoroquinolone 여성 처방례와 동일한 용량 및 용법으로 10−14일간 경구복용 2) 항생제 연장요법(prolonged therapy) 항생제 표준요법 후에 재발할 경우에는 요로계 정밀 검사를 시행하고 항생제(TMP/SMX나 fluoroquinolone을 상기 표준요법 처방례와 동일한 용량 및 용법)를 최소한 4−6주간, 길게는 12주 동안 집중 치료(intensive therapy) 해야 한다.

치료에 효과가 없다.

③ 여성에서 합병증이 없는 급성 신우신염은 7-14일간 항생제 치료를 요한다. 항생제 치료 시작 후 72시간 이내에 반응이 없으면 농양, 결석 및 요로계 이상 유무를 확인해야 한다.

④ 다양한 문제(카테터, 요로계 이상, 결석, 요로폐쇄, 면역억제, 신장병, 당뇨병)가 합병되어 있는 요로감염(complicated UTI)은 항생제-저항균에 의한 감염일 가능성이 많으므로 반드시 항생제감수성 검사를 시행해야 하고, 10-21일간 항생제 치료를 요하며, 치료 종결 후 2-4주째에 추적 배양 검사를 시행하여 완치 여부를 확인한다.

⑤ 카테터를 갖고 있는 환자에서 무증상 세균뇨의 치료는 카테터 제거와 단기간 항생제 치료가 최선이다. 그러나 카테터를 제거할수 없는 경우는 항생제를 사용해도 효과가 없고 항생제-저항성만 커져서 증상이 있거나 세균혈증이 발생할 가능성이 높지 않으면 항생제를 사용하지 않는다.

⑥ 카테터를 갖고 있지 않은 환자의 무증상 세균뇨는 고위험 환자(neutropenia, 신장이식, 요로폐쇄, 임신)가 아니면 치료할 필요가 없다. 고위험 환자의 경우에 7일간 경구 항생제를 사용하고 무증상 세균뇨가 지속되더라도 더 이상 항생제는 사용하지 않고 관찰하지만 필요하면 4-6주간 치료하는 경우도 있다.

⑦ 임신 중 급성 방광염은 7일간 항생제(amoxicillin or cephalosporin) 치료를 요한다. 모든 임산부는 무증상 세균뇨 유무를 확인하여 있으면 치료하고 매달 추적 배양 검사를 시행한다. 임신 중 급성 신우신염은 입원하여 항생제(cephalosporin) 치료를 요한다.

7) 예 후

특별한 문제가 합병되어 있지 않은 요로감염(uncomplicated UTI)은 대체로 잘 치료되고, 신기능이 나빠지는 경우는 거의 없다. 그러나 소아에서 반복되는 신우신염, 그리고 요로계 이상이나 당뇨병을 동반한 성인에서 반복되는 신우신염은 신기능이 나빠질 수도 있다.

방광염이 자주 반복되면 원인은 재발(relapse)보다는 재감염(reinfection)에 의한 것일 가능성이 더 많다. 그러나 신우신염의 경우는 재감염 보다는 재발에 의한 것일 가능성이 더 많으므로 결석이나 요로계 이상 등의 원인을 찾아보고 6주간 항생제 치료가 도움이 될 수 있다.

8) 예 방

발병 기전에 관여하는 여러 요인들을 찾아서 교정한다. 가령 살정자제(spermicide) 사용을 피하고, 성교 후 즉시 배뇨와 항생제를 한번 복용하는 방법이 있다. 그러나 평균 1년에 3번 이상 증상을 수반하는 요로감염으로 고생하는 여성은 치료 후 반복되는 감염을 예방하기 위하여 장기간 저용량의 항생제(가령 TMP-SMX 80/400mg daily or thrice-weekly)를 사용해 볼 수 있다. 그밖에 만성 전립선염이 있는 남성도 예방 목적으로 항생제를 사용하는 것이 도움이 될 수 있다.

2. 콩팥유두괴사

신장피라밋(renal pyramid)의 감염이 신혈관성 질환이나 요로폐쇄와 동반되어 발생하면 콩팥유두괴사(papillary necrosis)가 초래되기 쉽다. 당뇨병, 겸상적혈구병(sickle cell disease), 만성 알코올중독 및 혈관 질환 등이 있을 때 이러한 합병증이 발생하기 쉽다. 발열, 오한, 옆구리 통증 및 혈뇨 등의 소견이 관찰되고, 일부는 급성신부전이 발생한다. 진단은 만성 요로감염 환자에서 괴사된 조직이 소변으로 배출되는 것이 발견되거나 IVP에서 특징적인 소견(ring shadow)이 관찰될 때 이루어진다.

3. 기종성 신우신염 및 기종성 방광염

거의 모든 경우의 기종성 신우신염(emphysematous pyelonephritis)은 당뇨병 환자에서 발생한다. 대부분의 원인균은 *E. coli* 이다. 진단은 단순 복부 촬영에서 가스가 관찰되고 CT로 확진한다. 임상 경과는 신조직괴사와 전신 상태가 급격히 나빠지므로 항생제 치료와 수술적 절제술이 필요하다.

기종성 방광염(emphysematous cystitis)은 대부분 당뇨병 환자에서 발생하고, 종종 방광 출구 폐쇄와 관련이 있으며, 원인균은 주로 *E. coli* 혹은 그람음성간균이다. 임상 경과는 기종성 신우신염 보다 덜 심하여 대체로 항생제 치료와 방광 출구 폐쇄 교정으로 좋아지지만 일부에서는 방광 절제술이 필요하다.

4. 신농양 및 신주위 농양

신농양 및 신주위 농양((perirenal abscess)은 항생제 시대 이전에는 대부분 혈행성으로 발생하고 *S. aureus*가 가장 흔한 원인균이었다. 최근에는 대부분 상행성(ascending) 요로감염으로 발생하고 *E. coli*, *Proteus*, *Klebsiella*가 가장 흔한 원인균이다. 옆구리 통증과 복통이 흔한 증상이고 초음파촬영과 CT가 가장 유용한 진단 방법이다. 치료는 배농과 항생제 투여이다.

5. 전립선염

1) 급성 세균성 전립선염

발열, 오한, 배뇨곤란 및 전립선 부위 통증을 호소한다. 전립선 마사지(massage)로 얻은 고름으로 세균 배양 검사를 할 수도 있지만 세균혈증이 초래될 수 있기 때문에 소변으로 세균 배양 검사를 시행한다. 카테터와 관련없는(non-catheter-associated) 급성 세균성 전립선염은 젊은 남자에서 주로 발생하고, *E. coli* 와 *Klebsiella*가 주요 원인균이며, 적절한 항생제(fluoroguinolone, 3세대 cephalosporin, or aminoglycoside)를 경정맥으로 투여하면 증상이 급격히 좋아진다. 카테터-관련(catheter-associated) 급성 세균성 전립선염의 원인균은 보다 다양하며(hospital- acquired gram-negative rods, enterococci), 경험적 항생제(imipenem, fluoroguinolone, 3세대 cephalosporin, or aminoglycoside)를 투여한 후 나중에 세균 배양 및 항생제 감수성 검사 결과에 따라 적절한 항생제를 선택하면 예후는 좋다. 그러나 일부는 농양, 부고환-고환염(epididymo orchitis), 정낭염(seminal vesiculitis), 패혈증, 만성 세균성 전립선염 등의 합병증이 발생한다.

2) 만성 세균성 전립선염

반복적인 세균뇨가 관찰되는 남자에서 의심해 볼 수 있다. 일부에서 요로폐쇄 증상이나 회음부 통증(perineal pain)을 호소하고, 간헐적으로 방광염 증상을 호소한다. 진단은 전립선 마사지로 얻은 분비물이나 마사지 후 배뇨한 소변으로 세균 배양 검사를 시행하여 병원성 균(*E. coli*, *Klebsiella*, *Proteus* or other uropathogenic bacteria)을 확인한다. 항생제가 전립선 조직에 잘 침투하지 않아서 완치가 쉽지 않다. 항생제(fluoroquinolone)를 적어도 12주 이상 투여한다. 전립선절제술(total prostatectomy)로 완치를 기대할 수 있지만 상당한 이환율(morbidity)을 감수해야 한다. 범요도전립선절제술(transurethral prostatectomy)은 보다 안전하지만 완치는 약 1/3 정도만 기대할 수 있다.

3) 만성 골반통증 증후군 (비세균성 전립선염)

과거에는 비세균성 전립선염(nonbacterial prostatitis)으로 불렸던 만성 골반통증 증후군(CPPS: chronic pelvic pain syndrome)은 전립선염 증상(간헐적인 회음부 통증 및 요통, 폐쇄성 배뇨 장애)을 호소하지만 진찰소견에서 특이 소견이 없고, 배양 검사에서 세균이 자라지 않으며, 반복적인 세균성 전립선염의 병력이 없다. CPPS는 염증성(전립선 마사지로 얻은 분비물이나 마사지 후 배뇨한 소변 검사에서 농뇨)과 비염증성으로 구분할 수 있다.

염증성 CPPS의 원인은 감염에 의한 것으로 생각하지만 원인균은 확실하지 않다. *U. urealyticum, C. trachomatis* 및 성매개 감염균 등이 거론되고 있다. 4-6주간 항생제(erythromycin, doxycycline, TMP-SMX, or fluoroquinolone) 치료로 일부 환자에서 효과가 있지만 검증되지는 않았다. 비염증성 CPPS의 원인은 감염에 의한 것이 아니므로 항생제는 사용하지 않는다.

14 신장결석

1. 정의 및 유형

신장결석(nephrolithiasis: renal calculi)이란 신실질(renal parenchyma) 밖 신장 내의 결석으로 가장 작은 신장결석은 집합관(collecting duct)에서 시작한다. 신장석회증(nephrocalcinosis)은 신실질내에 칼슘염이 침착된 것으로, 원위 신세뇨관산증(RTA), 심한 고칼슘뇨 및 수질해면신(MSK)에서 종종 관찰된다.

칼슘염, 스트루바이트(struvite: $MgNH_4PO_4$), 요산, 시스틴(cystine) 등이 신장결석의 주요 성분이다. 이러한 신장결석의 주요 성분에 따라 칼슘결석, 감염결석(infection stone: struvite stone: triple phosphate stone), 요산결석, 시스틴결석으로 분류할 수 있다. 신장결석의 성분별 빈도는 칼슘수산(calcium oxalate)결석과 칼슘인산(calcium phosphate)결석이 75-85%로 가장 많고, 감염결석은 10-15% 정도이며, 요산결석은 서구에서는 약 5-8%로 높은데 비하여 한국에서는 1% 정도로 낮아서 차이가 많고, 시스틴결석은 1% 이하이다.

1) 칼슘결석

칼슘결석은 방사선비투과성(radiopaque)이다. 남자에게 2-3배 많고, 평균 발생연령은 20-30대이다. 칼슘결석이 생긴 사람에서 향후 10년 내에 재발률은 약 50% 이다. 종종 한 집안에 가족성(familial) 경향을 보인다.

2) 감염결석

방사선비투과성이다. 여자(5배) 혹은 장기간 방광도관배뇨를 하는 환자에서 주로 발생하고, 요소 분해 효소를 생성하는 세균(*Proteus*, *Pseudomonas*, *Klebsiella*)에 의한 요로감염 때문에 발생한다. 요소 분해 효소(urease)는 요소를 암모니아와 이산화탄소로 분해시켜 요를 알칼리화해서 감염결석의 형성에 좋은 조건을 만든다. 결석이 성장하여 신우(renal pelvis)와 신배(renal calyces)를 가득 채우게 되면 녹각(staghorn) 모양을 보이므로 일명 녹각석(staghorn calculi)이라 불린다.

3) 요산결석

방사선투과성(radiolucent)이다. 따라서 단순방사선촬영(KUB)에는 나타나지 않고 경정맥신우조영(IVP)에서 충만결손으로 나타난다. 그러므로 요산결석은 신우 종양, 혈괴, 탈락된 콩팥유두(sloughed renal papillae), 잰틴(xanthine)결석 등과 감별해야 한다. 남자에게 약 2배 많고, 요산결석 환자의 절반에서는 통풍이 있다. 요산결석의 발생은 통풍 유무에 관계없이 보통은 한 집안에 가족성 경향을 보인다.

4) 시스틴결석

방사선비투과성으로, 이는 유황(sulfur) 성분 때문이다. 그러나 단순방사선촬영에서 잘 안보이는 경우가 있기 때문에 방사선투과성인 요산결석과 마찬가지로 신장결석을 진단하기 위하여 초음파촬영 및 경정맥신우조영 등이 필요한 경우가 있다. 남녀간의 발생 빈도는 비슷하고, 유전병인 시스틴뇨증(cystinuria)이 있는 환자에서 발생한다. 다발성 및 양측성으로 생기고, 재발이 잘 된다.

2. 임상 소견

1) 통 증

신장결석에 의한 증상은 결석의 통과 위치와 요로폐색의 정도(완전 혹은 부분폐색, 편측성 혹은 양측성폐색) 및 기간(급성 혹은 만성폐색)에 따라 다르다. 결석이 있다는 것을 전혀 모르다가 우연히 소화장애나 다른 일로 방사선검사나 요검사를 하여 신장결석의 진단에 이르는 경우도 종종 있다. 신배나 신배게실(calyceal diverticulum)에 있는 결석은 대개 증상이 없다. 신우에 있는 결석은 대개 증상이 간헐적으로 나타나는데 결석이 요관신우이행부(UPJ)에 걸리게 되면 심한 통증이 생기고 풀리면 증상이 완화된다. 신우 혹은 상부요관결석은 심한 옆구리 통증과 복통을 호소하고 오심과 구토를 동반한다.

많은 경우에는 전구증상이 없이 갑자기 칼로 찌르는 듯한 격심한 통증으로 자세를 어떻게 바꾸어도 참을 수 없어서 이리저리 식은땀을 흘리며 기어 다닐 지경에 이른다. 이러한 통증은 몇 분 또는 몇 시간 계속되다가 사라지기도 하고 또 다시 나타나기도 하는데 그 중간에는 통증이 씻은 듯이 가라앉기도 한다. 이러한 통증이 요관결석에서 생기는 산통(colicky pain)인데 요관의 증가된 연동 작용과 상부 요로와 신피질의 갑작스러운 확장 때문이라고 생각된다. 중간이나 하부 요관결석은 요도나 고환 부위로 통증이 방사된다. 결석이 요관방광이행부(UVJ)에 위치하면 방광 점막이 종창되어 특이하게 빈뇨, 요의절박, 배뇨곤란과 같은 방광 자극 증상을 초래하여 방광염이나 요도염과 혼돈하게 된다. 최종적으로 결석이 배설되면 통증은 씻은 듯이 가라앉는다. 직경 0.5cm 미만의 작은 결석은 대체로 자연적으로 배설된다.

2) 침전물, 혈뇨 및 감염

소변에 요산이나 시스틴이 많이 배설되면 침전물(sludge)을 형성하고 요관폐색을 초래할 수 있다. 칼슘인산은 소변을 뿌옇게 만들지만 침전물로 인한 요로폐색은 초래하지 않는다. 육안적 혈뇨는 약 20%에서 관찰되고, 현미경적 혈뇨는 거의 전례에서 나타난다. 요로감염이 합병되면 발열과 오한이 동반된다.

3. 발생 기전

신장결석의 형성은 ① 결정체(crystal)의 성분 물질이 요중 과포화(supersaturation) 상태로 배설되면서 결정체가 처음 형성(nucleation)되고, ② 결정체의 성장을 억제하는 정상 요중 물질의 감소(deficient inhibitor), ③ 결정체의 성장을 촉진하는 물질의 존재(excess promoter), ④ 신장상피세포 표면에 결정체의 부착(crystal attachment) 등의 결과이다.

1) 과포화

과포화(supersaturation) 상태란 칼슘수산 같은 신장결석 형성 염의 농도가 용해도보다 높은 것을 의미한다. 과포화는 ① 소변량이 감소하는 경우, ② 결석성분의 요중 배설량이 증가하는 경우, ③ 요중 산도(pH)의 변화 등의 결과로 형성된다. 가령 요중 pH가 낮으면(<5.5) 요산(pK 5.47)의 용해도가 감소하고, 반대로 요중 pH가 높으면 칼슘인산과 스트루바이트($MgNH_4PO_4$)의 용해도가 감소한다(Henderson-Hasselbalch equation). 칼슘수산의 용해도는 요중 pH의 영향을 받지 않는다. 따라서 결석성분의 24시간 요중 배설량만으로 과포화 여부를 판단하는 것은 충분치 않다. 일시적으로 탈수가 있든지, 요중 pH의 변화, 식후 일시적인 배설과다 등이 있으면 결석 성분의 24시간 요중 배설량은 충분치 않더라도 일시적으로 과포화 상태를 조성할 수 있다.

2) 결정체핵

과포화된 이온은 상호작용에 의하여 결정체핵(crystal nucleation)을 형성하고 이들이 응집하고 자라면서 신장결석이 생긴다(homogeneous nuclcation). 칼슘과 수산이온은 요산 같은 다른 결정체의 표면에 결합할 수 있는데(epitaxial growth) 이와 같은 이종 결정체핵(cell debris, other urinary crystals)은 칼슘수산결석의 형성을 촉진시킬 수 있다(heterogeneous nucleation). 실제로 고요산뇨에서 칼슘수산결석의 형성이 촉진된다.

3) 결정억제물질의 감소(deficient inhibitors of crystal formation)

암환자, 임산부, 건강한 사람들 중에서 일부는 고칼슘뇨가 있지만 신장결석은 발생하지 않는다. 그 이유는 과포화뿐만 아니라 다른 요인들이 신장결석 발생에 중요하기 때문이다. 요산, 시스틴, 감염결석과 달리 칼슘결석의 성장과 응결(aggregation)의 억제물질이 소변에 존재한다. 네프로칼신(nephrocalcin), 유로폰틴(uropontin), 피로인산염(pyrophosphate), 구연산(citrate) 등이 결정 억제 물질들인데 이러한 물질들이 요중에 없거나 농도가 낮게 되면 신장결석 형성의 가능성이 높아진다.

4) 결정촉진물질의 증가(excess promoter)

요산과 같은 결정 촉진 물질이 결석의 성장과 응결을 촉진시킨다.

5) 결정체 부착(crystal attachment)

신장상피세포 표면에 결정체가 부착하여 결석의 성장과 응결에 기회를 제공함으로써 신장결석 형성에 중요하다. 즉 결정체 부착이 없다면 결정체가 임상적으로 의미있는 신장결석이 되는 것이 어렵다. 신세뇨관 상피세포에 칼슘수산결석 수용체가 존재하는 것으로 알려져 있다.

4. 진 단

신장결석 환자를 위한 진단적 평가(diagnostic evaluation)의 목표는 신장결석 발생의 병태 생리적 결함을 가능한 효과적이고 경제적인 방법으로 규명하여 신장결석을 적절히 치료하고 예방하는 데에 있다. 성인에서 반복되는 신장결석, 소아에서는 단 한번의 신장결석이라도 원인이 되는 대사 질환을 찾아야 한다.

1) 예비 평가

① 문진 및 이학적 검사

임상 소견에서 기술한 바와 같이 신장결석의 통과 위치와 요로폐색의 정도 및 기간에 따라 다르지만 통증, 오심, 구토, 방광자극 증상, 늑골척추각압통 등이 나타날 수 있다.

② 요검사 및 세균 배양 검사

현미경적 혈뇨는 거의 전례에서 나타난다. 요침사에서 결정체가 존재하는지를 찾아본다. 냉동 보관된 소변에서는 정상적으로도 결정체가 형성될 수 있으므로 어떤 종류의 신장결석이 있는 가를 알기 위해서는 신선뇨를 즉시 원심 분리하여 요침사를 현미경으로 관찰하여야 한다.

③ 방사선 검사

신장결석이 방사선투과성(요산결석, 잰틴결석)인지 방사선비투과성(칼슘결석, 감염결석, 시스틴결석)인지, 결석의 수, 크기, 위치, 요로폐색의 정도 등을 알아보기 위하여 단순복부촬영, 초음파촬영 혹은 경정맥신우조영 등을 시행한다.

2) 결석 성분 분석

향후 치료와 예방을 위하여 결석 성분 분석이 필수적이므로 작은 결석이라도 수집하여 분석해야 한다. 따라서 신장결석이 의심되는 환자는 모든 소변을 모아서 결석의 배출 유무를 확인해야 한다. 특히 경정맥신우조영술 후에 배출되어 버려지는 경우가 종종 있으므로 주의해야 한다.

3) 후속 평가

신장결석은 재발을 잘 하기 때문에 결석 형성과 관련된 대사장애를 규명할 수만 있다면 재발 방지를 위한 합리적인 치료를 선택할 수 있을 것이다. 이러한 세밀한 후속 평가는 통증과 같은 급성 증상이 회복되고, 수술을 받아야 한다면 수술 후 회복된 다음에 정상적으로 섭취가 가능할 때 시행하는 것이 좋다.

가) 문진 및 이학적 검사

식이, 수분 섭취, 투약(칼슘, 비타민 C, 비타민 D, acetazolamide, 스테로이드) 등에 관한 문진을 철저히 하고 결석 형성을 초래할 수 있는 기저 질환을 찾는다.

나) 요검사

① 요중 산도(pH)

② 24시간 요검사(크레아티닌, 칼슘, 요산, 나트륨, 칼륨, 마그네슘, 구연산, 수산, 요량)를 적어도 1회, 가능하면 2-3회 시행한다.

③ 시스틴 정성 검사(urine sodium nitroprusside test)

④ 혈액김사(칼슘, 인, 요산, 알부민, 크레아티닌, 나트륨, 칼륨, 염소, 중탄산, CBC, 부갑상선호르몬)를 적어도 1회 이상 시

행한다.

다) 방사선 검사

남아 있는 신장결석의 크기와 위치를 검토한다.

5. 치 료

신장결석 혹은 요로결석의 치료는 내과적 치료와 비뇨기과적 치료가 있다. 어떤 치료를 선택할 것인가는 결석의 위치, 요로 폐색의 정도, 잔여 신기능, 요로감염의 유무, 결석 배출의 진행, 수술이나 마취의 위험도 등에 좌우된다. 일반적으로 심한 요로 폐색, 요로감염, 처치하기 어려운 통증, 심각한 혈뇨 등(surgically active stone)이 비뇨기과적 치료의 적응증이다.

비뇨기과적 치료 방법으로는 수술적 제거 방법과 방광경을 통한 바스켓추출(basket extraction) 방법이 있다. 최근에는 체외충격파쇄석술(extracorporeal shock wave lithotripsy: ESWL), 경피적콩팥절개돌제거술(percutaneous nephrolithotomy), 요관경을 통한 쇄석술(lithotripsy via a ureteroscope)을 도입하여 사용하고 있다. 그밖에 다양한 형태이 쇄석술(percutaneous ultrasonic lithotripsy, laser lithotripsy)이 점차 기존의 수술적 제거 방법들을 대체해 나가고 있다.

대사적 활성결석(metabolically active stone)이란 지난 1년 동안에 결석이 나왔었거나 있던 결석이 커졌거나 또는 새로운 결석이 생겼을 경우로 비뇨기과적 치료뿐만 아니라 더 광범위한 진단검사, 약물요법을 포함하여 내과적 치료와 예방법을 강

구해야 된다. 칼슘결석을 직접 치료할 수 있는 내과적 방법은 없고 요산결석이나 시스틴결석은 어느 정도 내과적 치료가 가능하다. 내과적 요법은 결석 재발의 예방, 원인 치료, 감염과 같은 합병증 치료 등이 있다. 비특이적 요법으로는 물을 많이 먹는 것이 어떤 성분의 신결석에도 효과적이다. 수분 섭취의 증가는 요량을 증가시키고 신결석 형성에 관계되는 물질의 농도를 저하시킨다. 대개 24시간 요량이 평상시의 두 배가 되게 하거나 또는 최소한 2,000mL 이상이 되도록 수분 섭취를 권장한다. 특이적 요법은 결석 성분에 따라 다르다.

대기요법(expectant treatment)은 결석이 저절로 자연 경로를 통하여 빠져 나오기를 기다리는 것이다. 결석의 장경이 1cm보다 작고 표면이 편편한 것은 잘 빠지므로 심한 감염이나 수신증이 없고 통증이 진통제로 견딜만하면 안전하게 기다릴 수 있고 또 대부분이 저절로 내려온다. 결석의 크기가 작을수록, 또 위치가 아래일수록 나올 가능성은 높다. 하부 요관에 있는 5mm 이하의 돌은 60% 이상 저절로 나올 수 있다.

6. 신장결석의 유형별 발병 원인 및 치료

1) 칼슘결석

① 고칼슘뇨

고칼슘뇨는 신장결석 환자의 소변에서 가장 흔히 관찰되는 소견이다. 고칼슘뇨의 정의는 요중 칼슘이 체중 kg당 하루 4mg 이상 배설되는 상태이다. 고칼슘혈증과 고칼슘뇨가 같이 있으면 부갑상선기능항진증, 유육종증(sarcoidosis), 갑상선기능항진증, 악성종양 등을 감별해야 한다. 혈중 칼슘치는 정상인데 고칼슘뇨가 있으면 운동 억제 상태(immobilization), 원위 신세뇨관산증 등을 감별해야 한다. 이러한 원인들이 없이 혈중 칼슘치는 정상인데 고칼슘뇨가 있으면 특발성 고칼슘뇨(idiopathic hypercalciuria)라고 진단할 수 있다.

근위세뇨관에서 칼슘의 재흡수는 나트륨의 재흡수에 비례하기 때문에 식염 섭취를 많이 하면 나트륨의 배설이 증가하고 따라서 고칼슘뇨를 초래한다. 고칼슘뇨의 발생 기전은 ⓐ 장에서 칼슘흡수 증가(absorptive hypercalciuria), ⓑ 신세뇨관에서 칼슘 재흡수 장애(renal hypercalciuria), ⓒ 뼈에서 과도한 칼슘흡수에 의한 고칼슘뇨(resorptive hypercalciuria) 등이다.

신장결석을 예방하기 위해서는 우선적으로 수분 섭취를 충분히 하여 하루 요량을 2-3리터로 유지하는 것이 중요하다. 과거에는 칼슘이 많은 음식(우유) 섭취를 제한했으나, 최근의 연구에 의하면 효과는 없고 골소실의 위험이 있으므로 칼슘 섭취 제한은 도움이 안 된다. 식염 섭취를 많이 하면 고칼슘뇨를 초래할 수 있기 때문에 나트륨 섭취를 하루 3그램 이하로 제한한다. 정제된 탄수화물과 동물성 단백질도 고칼슘뇨를 유발할 수 있으므로 제한한다(0.7-1.0g protein/kg/day). Thiazide 이뇨제(25mg qd or bid)는 체액 감소로 인한 근위부 신세뇨관에서의 칼슘 재흡수를 증가시킴으로서 요중 칼슘 배설을 감소시킨다. 칼슘 균형을 개선시켜 골밀도를 증가시키는 효과도 관찰된다.

② **고요산뇨**

요산과 같은 이종 결정체핵은 일련의 과정(heterogeneous nucleation and epitaxial growth)을 거쳐 칼슘수산석의 형성을 촉진시킬 수 있다고 알려져 있다. 고요산뇨(hyperuricosuria)의 정의는 요중 요산이 하루 800mg(여성은 750mg) 이상 배설되는 상태이다. 칼슘수산결석 환자의 약 20%에서 고요산뇨가 있다. 고요산뇨는 대부분 고기, 생선과 같은 고퓨린 식품을 과다 섭취하여 발생하고 일부는 요산 생성과다로 인하여 발생한다.

치료는 고퓨린 식품(고기, 생선)의 과다 섭취를 피한다. 식이요법이 쉽지 않기 때문에 알로퓨리놀(allopurinol) 치료(100mg bid)가 유용하다.

③ **고수산뇨**

수산이온은 칼슘과 결합하여 결석을 가장 잘 형성할 수 있는 음이온이다. 고수산뇨(hyperoxaluria)의 정의는 요중 수산염이 하루 50mg (444μmol) 이상 배설되는 상태이다.

ⓐ 식이 섭취성 고수산뇨

수산염은 시금치, 장군풀, 근대, 코코아, 무우, 고추, 땅콩, 초컬릿, 홍차, 유자차 같은 음식에 많이 함유되어 있기 때문에 이러한 음식이나 비타민 C(하루 500mg 이상)를 과다 섭취하면 식이 섭취성 고수산뇨(dietary hyperoxaluria)가 발생할 수 있다.

ⓑ 장흡수성 고수산뇨(enteric hyperoxaluria)

세균증식증후군, 췌담도질환, 소장절제, 소장질환과 같은 원인에 의해 소장에서 담즙산염과 지방산의 흡수 장애가 있으면 이러한 물질이 대장 점막을 손상시켜 비특이적으로 수산염의 투과성을 증가시키거나 칼슘, 마그네슘과 결합하여 수산염을 쉽게 흡수되도록 도와 준다. 식이십취성 고수산뇨보다 심하다. 치료는 칼슘을 보충한 저지방 식품으로 치료한다. 지방산, 담즙

산 및 수산염 등과 결합하는 콜레스티라민(cholestyramine; 4-16g/day), 경구 구연산, 수 분섭취 등이 치료에 사용된다. 마그네슘 결핍이 동반될수 있으므로 마그네슘을 보충한다.

ⓒ 일차성 고수산뇨

상염색체 열성 유전인 제1형 일차성 고수산뇨(hepatic peroxisomal enzyme alanine: glyoxylate aminotransferase deficiency)와 제2형 일차성 고수산뇨(D-glycerate dehydrogenase deficiency)가 있다. 제1형 일차성 고수산뇨(primary hyperoxaluria)는 피리독신(pyridoxine)을 하루 2-200mg을 보충하면 반응이 있는 경우가 있다. 수분 섭취, 구연산 보충, thiazide 이뇨제, 경구 인산염 등을 사용해 볼 수 있다. 신장 이식과 더불어 효소 결핍을 해결하는 간이식이 시행되고 있다.

그밖에 에틸렌글리콜(ethylene glycol) 중독과 메톡시플루란(methoxyflurane)도 수산염 생성을 증가시키고 고수산뇨를 초래할 수 있다.

④ **저구연산뇨**

요중 구연산은 칼슘결정억제물질로 작용하므로 저구연산뇨(hypocitraturia)가 있으면 칼슘결석이 잘 발생한다. 저구연산뇨의 정의는 요중 구연산염이 하루 200mg(여성은 300mg) 미만 배설되는 상태이다. 이는 전체 신장결석 환자의 약 40%에서 관찰된다. 저구연산뇨는 칼슘결석중 약 50%에서 다른 원인과 동반되어 있고 칼슘결석중 약 10%에서는 단독 원인으로 존재한다.

저구연산뇨의 원인은 특발성과 이차성으로 구분할 수 있다.

이차성의 원인 질환으로는 신세뇨관산증(RTA)과 같은 요산성화 장애, 소장 흡수 장애, 저칼륨혈증 등이 있다. 이러한 질환들은 산증(acidosis)을 초래하여 구연산의 생성을 감소시키고 신세뇨관에서 구연산의 재흡수를 증가시켜 결과적으로 요중 구연산의 배설이 감소(저구연산뇨)된다.

신세뇨관산증, 염증성 장질환, thiazide 이뇨제로 인한 저구연산뇨의 치료에 구연산(potassium citrate: 20mEq tid) 보충이 유용하다.

⑤ 특발성 칼슘결석(idiopathic calcium lithiasis)

대사 이상에 대한 검사를 충분히 시행한 후에도 고칼슘뇨, 부갑상선기능항진증, 원위 신세뇨관산증, 고요산뇨, 고수산뇨, 저구연산뇨 등과 같은 특별한 원인을 찾지 못하는 경우가 칼슘결석 환자의 약 1/4에서 있다. 이들 중의 일부는 습관적으로 수분 섭취를 적게 하여 하루 요량이 500-1,000 mL밖에 안되어 칼슘, 수산염 등의 요중 농도가 상승하는 경우이다. 그러나 대부분에서는 요량이 그다지 적지 않은 점을 감안할 때 요중 칼슘 결정 억제 물질(glycosaminoglycan, Tam-Horsfall protein, uropontin, nephrocalcin)의 감소가 있을 것으로 생각한다. 치료는 수분 섭취를 많이 하고, thiazide 이뇨제, allopurinol, 구연산 치료가 도움이 될 수 있다.

2) 감염결석

감염결석은 프로테우스균(*Proteus* species)과 같은 요소 분해 효소를 생성하는 세균에 의한 요로감염 때문에 발생한다. 요소 분해 효소는 요소를 암모니아와 이산화탄소로 분해시킨다.

암모니아는 암모늄이온(NH_4^+)으로 되고 요를 알칼리화시킨다. 암모늄이온은 인산과 마그네슘이온과 결합하여 스트루바이트($MgNH_4PO_4$)를 형성한다. 한편 이산화탄소는 탄산염(CO_3^{2-})으로 가수분해된 후 칼슘이온과 결합하여 탄산칼슘($CaCO_3$)을 형성한다. 그 결과 스트루바이트와 탄산칼슘이 결합된 감염결석이 형성된다. 감염결석은 배뇨장애, 방광도관배뇨, 요로폐쇄 등과 같이 만성적으로 요소 분해 세균(urea-splitting organism)에 의한 요로감염이 발생할 수 있는 환자에서 발생한다. 또한 다른 종류의 신결석에서 요로감염 합병증이 있는 경우에도 발생할 수 있다. 감염결석 환자의 약 절반은 고칼슘뇨, 고요산뇨와 같은 대사 장애가 있다. 특히 요로계에 해부학적 이상이 없이 남자에게 감염결석이 발생하거나 혹은 감염결석이 다른 결석 성분과 혼합되어 있을 때에는 이러한 가능성을 찾아 본다.

감염결석의 치료 방침은 결석을 제거하고 요로감염을 치료하는 것이다. 수술적 방법으로 감염결석을 성공적으로 제거할수 있으나 25%에서 재발한다. 최근에 많이 사용되는 여러 방법의 쇄석술로도 감염결석을 성공적으로 제거할 수 있다. 가장 효과적인 방법은 경피적콩팥절개돌제거술(percutaneous nephrolithotomy)로 분쇄하고 잔여결석을 체외충격파쇄석술(ESWL)로 제거하는 것이다. 이 방법으로 실패하거나 너무 클 때에는 종래의 관혈적 수술 방법을 사용해야 한다. 감염결석의 중요 문제점은 결석을 완전히 제거하기가 어렵고 재발이 많이 되는 것으로 여러 보조적 치료가 필요하다. 항생제 치료는 급성 요로감염이나 수술 후에 멸균 상태를 유지하기 위하여 사용된다. 감염결석을 제거할 수 없는 경우에 적절한 항생제와 함께 요소 분해 효소 억제제(acetohydroxamic acid)를 사용해 볼 수 있다. 그러나 이 약제는 부작용이 많아서 사용에 제한이 있다.

3) 요산결석

요산결석에 관여하는 주요 결정 요소는 ① 하루 요중 요산 배설량, ② 요량, ③ 요중 산도(pH)이다. 가령 요중 pH가 4.5이면 전체 요중 요산의 95%가 비해리(undissociated) 요산 형태로 존재하여 쉽게 과포화되고(비해리 요산의 용해도: 100mg/L), 요중 pH가 7.0이면 전체 요중 요산의 95%가 요산이온(urate) 형태로 존재하여 잘 용해된다(요산이온의 용해도: 1,600mg/L). 요중 요산 결정 억제 물질의 존재 여부는 알려져 있지 않다. 따라서 요산 배설량이 많을수록, 요량이 적을수록, 산성뇨일수록 요산결석이 쉽게 형성될 수 있다.

요산결석은 통풍 환자에서 흔하다. 골수증식질환이나 악성종양 환자와 같이 빠른 세포 교체 속도로 인한 요산 과다 생성이 있는 경우에도 요산결석이 발생할 수 있다. 고요산혈증 없이 요산결석을 형성하는 경우는 고퓨린 식품의 과다 섭취(요산 배설량 증가), 만성 설사(산성뇨와 요량 감소), 특발성 요산결석(요중 암모늄 생성 장애) 등이 있다.

요산결석의 치료 목표 두 가지는 요 pH를 증가시키는 것과 과도한 요중 요산 배설을 하루 1그램 이하로 낮추는 것이다. 알칼리는 체중 kg당 하루 1-3 mmol을 3-4회로 나눠서 투여한다. 알칼리 형태는 구연산칼륨(potassium citrate)이 유용하다. 퓨린이나 단백질이 많이 들어 있는 음식을 제한하고 수분 섭취를 많이 한다. 이러한 방법으로 반응이 없거나 지속적으로 혈중 요산치가 높은 환자에서는 알로퓨리놀(allopurinol)을 경구투여한다. 고칼슘뇨가 동반되어 있을 경우에는 알칼리치료만으로는 칼슘인산결석 형성을 유발할 수 있기 때문에 고칼슘뇨에 대한 치료가 병행되어야 한다.

4) 시스틴결석

시스틴은 용해도가 낮기 때문에 고시스틴뇨가 있으면 쉽게 시스틴결석이 발생한다. 고시스틴뇨란 하루 요중 시스틴 배설량이 크레아티닌 그램당 60mg 이상인 경우이다. 고시스틴뇨가 발생하는 경우는 시스틴을 포함한 일부 아미노산(lysine, arginine, ornithine)이 근위 신세뇨관에서 재흡수가 감소하는 상염색체열성 질환이 있다.

시스틴결석의 치료는 수분 섭취로 하루 요량을 3리터 이상으로 유지하여 요중 시스틴 농도를 낮추고, 알칼리 치료로 요중 pH를 증가시켜(>7.5) 시스틴의 용해도를 높이고, 저염식(100mmol/d)으로 요중 시스틴배설을 40%까지 감소시킬 수 있다. 이러한 방법의 효과는 일부에서만 있고 대부분은 페니실라민(penicillamine)이나 티오프로닌(tiopronin)을 필요로 한다. 이러한 약제는 시스테인(cysteine)과 결합하여 시스틴의 형성을 감소시킨다. 그러나 약물 부작용 때문에 주의를 요한다.

15 요로폐쇄

요로폐쇄(urinary tract obstruction)란 신세뇨관부터 요도 끝까지 요로 어느 부위에 폐쇄가 있을 때를 말하며 그 결과 초래되는 질환을 기술하기 위하여 폐쇄성요로병증(obstructive uropathy), 폐쇄성신병증(obstructive nephropathy), 수신증(hydronephrosis)과 같은 용어가 흔히 사용된다. 폐쇄성요로병증이란 소변의 흐름을 방해하는 요로의 구조적 혹은 기능적 변화를 말하고 흔히 요로폐쇄와 같은 의미로 사용되고 있다.

폐쇄성신병증이란 요로폐쇄의 결과 초래되는 신장 질환을 말하며, 수신증이란 폐쇄 부위 근위부의 요로 확장을 말한다. 폐쇄성요로병증은 폐쇄성신병증이나 수신증을 동반하지 않는 경우도 있을 수 있고, 수신증은 요로폐색이 없는 경우에도 발생할 수(가령 선천성 혹은 해부학적 기형) 있으므로 이상의 용어들은 엄밀하게 말하면 서로 다른 의미를 내포하고 있다. 이러한 요로폐쇄의 결과들은 대체로 가역적이기 때문에 향후 발생할 수 있는 신기능의 영구적 손상을 예방하기 위해서는 빠른 진단과 적절한 치료가 중요하다.

1. 분 류

요로폐쇄는 폐쇄의 정도, 기간, 위치에 따라 분류할 수 있다. 가령 폐쇄의 정도가 완전하면 완전(complete) 혹은 고도(high grade) 요로폐쇄라 하고, 폐쇄의 정도가 불완전하면 불완전(incomplete) 혹은 부분(partial) 혹은 저도(low grade) 요로폐쇄라 한다. 폐쇄 기간이 짧으면 급성(acute) 요로폐쇄라 하며 이 경우는 결석, 혈괴와 같은 가역적 원인이 많고, 폐쇄 기간이 길고 서서히 발생했으면 만성(chronic) 요로폐쇄라 하며 이 경우는 선천성 기형, 후복강섬유화와 같은 원인이 많다. 폐쇄의 위치가 요관방광이행부(UVJ) 상방이면 상부(upper tract) 요로폐쇄라 하며 대체로 편측성이고, 폐쇄의 위치가 요관방광이행부 하방이면 하부(lower tract) 요로폐쇄라 하며 원칙적으로 양측성이다.

또한 요로폐쇄의 원인에 따라 기계적(mechanical) 요로폐쇄와 기능적(functional) 요로폐쇄로 분류할 수도 있다. 기계적 요로폐쇄는 요로 어느 부위에서나 발생할 수 있지만 특히 요관신우이행부(UPJ), 요관방광이행부(UVJ), 방광경부, 요도구(urethral meatus)와 같이 정상적으로 좁아져 있는 부위에서 흔하다. 기능적 요로폐쇄는 신경인성 방광, 마비성 요관, 방광요관역류, 임신시 관찰된다.

2. 원 인

기계적 요로폐쇄의 원인은 선천성과 후천성으로 구분하고,

후천성은 내인성(intrinsic)과 외인성(extrinsic)으로 분류할 수 있으며, 요로폐쇄의 부위별(요관, 방광출구, 요도)로 각각의 원인이 다르다(표 15-1). 선천성 요로폐쇄(UPJ narrowing, retrocaval ureter, posterior urethral valve)는 소아에서 주요 원인이고, 후천성 요로폐쇄(pelvic tumor, calculi, urethral stricture, accidental surgical ureteral ligation or injury, retroperitoneal fibrosis)는 성인에서 주요 원인이다.

표 15-1 기계적 요로폐쇄의 원인

Ⅰ. 요관
- 1. 선천성 (UPJ 폐쇄, UVJ 폐쇄, 요관낭종)
- 2. 후천성
  - (1) 내인성 (결석, 염증, 외상, 혈괴, 종양)
  - (2) 외인성 (임신한 자궁, 후복막섬유증, 대동맥류, 종양)

Ⅱ. 방광출구
- 1. 선천성 (방광경부폐쇄, 요관낭종)
- 2. 후천성
  - (1) 내인성 (BHP, 종양, 결석, 신경인성방광)
  - (2) 외인성 (종양, 외상)

Ⅲ. 요도
- 1. 선천성 (후부요도판막, 협착, 포경)
- 2. 후천성
  - (1) 내인성 (협착, 종양, 결석, 외상)
  - (2) 외인성 (외상)

임상적으로 편측성 요로폐쇄일 때는 상부요로결석이 흔하고, 양측성 요로폐쇄일 때는 전립선질환, 하부요로결석, 방광종양이 흔하다. 또한 요로폐쇄의 원인을 감별할 때 환자의 나이와 성별이 도움이 된다. 가령 소아에서는 요관신우이행부(UPJ) 혹은 요관방광이행부(UVJ)의 협착, 요도판막과 같은 선천성 원인이 흔하고, 중년여성에서는 자궁경부암이 요관 혹은 요관방광이행부의 외인성 요로폐쇄의 흔한 원인이며, 노인 남성에서는 전립선비대증과 전립선암이 요로폐쇄의 흔한 원인이다.

3. 병태 생리

요로폐쇄가 있을 때 요로계와 신기능의 변화는 요로폐쇄의 정도(완전 혹은 부분 요로폐쇄, 편측성 혹은 양측성 요로폐쇄)와 기간(급성 혹은 만성 요로폐쇄)에 좌우된다. 완전 요로폐쇄가 있을 때 가장 먼저 발생하는 사건은 폐쇄 부위 상부 압력이 증가하고 이에 상응하는 요로 확장(수신증)이 초래된다. 신장 내압이 증가하면 여러 혈역학적 변화가 초래된다. 가령 경사구체압력차(trans-glomerular pressure gradient)가 감소하여 사구

표 15-2 양측성 요관폐쇄의 병태 생리

혈역학적 효과	세뇨관 효과	임상소견
급성		
↑ 신혈류 ↓ 사구체여과율 ↓ 신수질혈류 ↑ 혈관확장 프로스타글란딘	↑ 요관압과 세뇨관압 ↑ 나트륨, 요소 및 수분 재흡수	통증(피막 확장) 고질소혈증 핍뇨 혹은 무뇨
만성		
↓ 신혈류 ↓↓ 사구체여과율 ↑↑ 수축 프로스타글란딘 ↑ 레닌-엔지오텐신 생성	↓ 신수질 삼투압 ↓ 농축 능력 신실질 위축 ↓ Na^+, K^+, H^+ 운반기능	고질소혈증 고혈압 바소프레신-둔감성 다뇨 나트륨뇨 제4형 RTA
폐쇄 해제 (release of obstruction)		
서서히 ↑ 사구체 여과율 (가변적)	↓ 세뇨관압 ↑ 네프론당 용질부하(요소, 염분)	폐쇄해제후 이뇨 체액감소 및 전해질 불균형 (나트륨, 칼륨, 인산, 마그네슘 이온 및 수분 소실 때문)

체 여과율이 감소한다. 신혈류는 완전 요로폐쇄 후 1-2시간까지 혈관 확장 프로스타글란딘에 의해 증가하다가 4-5시간을 넘어가면 혈관 수축 트롬복산 A2와 안지오텐신 II에 의해 감소한다.

신장 내압이 증가하면 여러 혈역학적 변화뿐만 아니라 세뇨관 기능에도 변화가 온다. 가령 급성 양측성 요로폐쇄가 발생하면 세뇨관내 요량이 감소하고 그 결과 세뇨관에서 나트륨과 수분의 재흡수가 증가하여 요중 나트륨 농도의 감소와 삼투압의 증가(신전성장애와 유사한 소견)를 초래한다. 그러나 시간이 경과하면 세뇨관내압의 증가로 인해 세뇨관 기능(특히 원위부 세뇨관 기능)은 결국 감소하여 염분 소실, 요농축능 감소, 수소 및 칼륨 이온 배설 감소가 초래된다. 이와 같은 세뇨관 기능 장애는 고칼륨혈증, 원위 신세뇨관산증, 다뇨와 같은 임상 소견을 초래한다(표 15-2).

4. 병 리

요로폐쇄에 의한 신손상은 요로내압 증가, 신혈류 감소, 대식세포와 임파구 침윤, 세균 감염과 같은 여러 요인들이 상호작용하여 이루어진다. 신손상의 육안적 병리 소견은 신피질 조직의 감소와 수신증이다. 현미경적 병리 소견은 신세뇨관강 확장, 신세뇨관세포 위축, 간질 섬유화 및 단핵구 침윤, 사구체 주위 섬유화 등이다.

5. 임상 소견

1) 병력(증상)

① 통 증

요로폐쇄에 의한 증상은 폐쇄의 속도와 위치, 원인에 좌우된다. 통증은 요로계가 얼마나 많이 확장됐느냐(정도) 보다는 얼마나 빨리 확장됐느냐(속도)에 연관이 많다. 따라서 통증은 흔히 급성 요로폐쇄에 동반된다. 이러한 통증은 매우 격렬하여 참기 어려울 정도다. 그러나 만성 요로폐쇄의 경우 대체로 증상이 없거나 단지 옆구리가 불편한 정도이다.

통증의 위치는 요로폐쇄 부위에 의해 결정된다. 가령 신우 혹은 상부 요관폐쇄는 옆구리 통증과 압통이고, 하부 요관폐쇄는 고환이나 음순(labium)으로 방사된다. 또한 요관폐쇄는 마비성 장폐쇄증을 유발하여 복부 팽만과 위장 증상을 초래할 수도 있다. 방광경부 혹은 요도폐쇄는 치골 상부 통증이고, 요량의 급격한 감소나 지연뇨, 빈뇨 등의 증상이 동반될 수 있다.

② 하부 요로 증상

하부 요로폐쇄는 요류(urine stream)의 힘과 굵기가 감소하고 요실금(incontinence), 배뇨후지림(postvoid dribbling), 지연뇨(hesitancy), 급작뇨(urgency) 등의 하부 요로 증상을 초래할 수 있다. 가령 폐쇄 원인이 전립선 질환인 경우에 평소 전립선 비대의 증상(하부 요로 증상)이 있을 수 있고, 방광결석인 경우에는 요류의 급작 차단, 종말(terminal) 혈뇨, 운동시 악화되는 치골 상부 통증이 특징적이다.

③ 요량의 변화

양측성 요관 완전 폐쇄, 하부 요로 완전 폐쇄, 단신증(solitary kidney)에서 편측성 요관 완전 폐쇄는 무뇨와 급성신부전을 초래하지만 부분 폐쇄의 경우에는 요량이 정상이거나 오히려 증가할 수 있다. 또한 핍뇨 혹은 무뇨와 다뇨가 교대로 반복되는 양상은 폐쇄성 요로병증을 시사한다.

④ 혈 뇨

요로결석 등에 의한 요로폐쇄의 경우 육안적 혈뇨가 관찰될 수 있고 이때 형성된 혈괴가 요관폐쇄를 초래할 수도 있다.

⑤ 치료에 저항성 혹은 재발성 요로감염

특별한 이유없이 요로감염이 재발하거나 치료에 반응하지 않는 경우에 요로폐쇄의 가능성을 고려해야 한다.

2) 이학적 소견(증후)

① 압통 및 종괴

병력(증상)과 마찬가지로 이학적 소견(증후)도 폐쇄의 위치와 원인, 폐쇄 속도와 관련이 있다. 급성 상부요로폐쇄는 옆구리압통이 동반되지만 만성 상부요로폐쇄는 압통은 없고 확장된 신장(수신증)이 촉지될 수 있다. 하부요로폐쇄의 경우 흔히 확장된 방광을 촉지할 수 있고 골반내신이나 직장수지검사에서 악성 종양이나 전립선비대를 발견할 수도 있다.

② 고혈압

폐쇄성요로병증은 고혈압을 초래할 수 있다. 그 기전은 체액

저류와 세포외액의 팽창, 레닌 분비의 증가, 수질에서 생성되는 혈관 확장 물질의 생성 감소 등이다. 급성 편측성 폐쇄가 있을 때 동반되는 고혈압은 보통 레닌-의존성이고, 만성 양측성 폐쇄가 있을 때 동반되는 고혈압은 보통 용적-의존성(volume-dependent hypertension)이다.

3) 검사 소견

일반적으로 비특이적이다.

① 신기능 장애

양측성 완전 폐쇄의 경우 혈중 요소 질소와 크레아티닌이 상승한다. 따라서 정상 요검사 소견을 보이고 신질환 병력이 없는 환자에서는 감별 진단에 폐쇄성 요로병증을 고려해야 한다. 또한 기존에 신질환이 있는 환자에서 신기능의 악화가 있을 때에도 악화 요인으로 요로폐쇄를 의심해야 한다.

② 요검사 소견

요검사는 통상적으로 정상 소견을 보이나 요로결석이 있는 경우에 혈뇨가, 요로감염이 있는 경우에 농뇨와 세균뇨가 관찰된다. 요중 시스틴 결정체 이외의 결정체는 정상적으로도 발견될 수 있기 때문에 반드시 요로결석을 의미하지는 않는다.

③ 고칼륨, 고염소혈증 대사성 산증

이는 원위 신세뇨관에서 수소이온과 칼륨이온의 분비가 감소하기 때문에 발생한다. 그 원인은 알도스테론 생성 감소 혹은 알도스테론에 대한 원위부 신세뇨관의 저항성이라고 생각된다.

고칼륨혈증 없이 수소이온의 선택적 분비 감소로 인한 정상 음이온간극, 고염소혈증 대사성 산증이 있는 경우도 있다.

④ 적혈구 증가증

요로폐쇄의 드문 임상 소견이다. 이는 신허혈로 인한 에리트로포에틴 생성 증가로 설명할 수 있다.

4) 합병증

요로폐쇄의 합병증으로 요로감염, 고혈압, 신부전, 요로결석, 유두괴사(papillary necrosis), 탈수 등이 있다.

6. 진 단

폐쇄성 요로병증은 비가역적 신손상을 초래할 수 있기 때문에 조기 진단과 즉각적인 치료가 중요하다. 치골상부 통증 혹은 종괴, 신경인성 방광의 과거력, 설명할 수 없는 신기능 장애가 있는 노인남자 등과 같은 방광경부폐쇄, 요도폐쇄 혹은 신경인성 방광이 의심되는 단서가 있으면 우선 삽입도뇨법(catheterization)을 시행해봐야 한다(그림 15-1). 하부요로폐쇄가 주요 원인이라면 삽입도뇨를 통해서 많은 양의 소변이 일시에 나온다. 이때에 확장된 방광이 급격히 감압되면 육안적 혈뇨와 드물지만 반사성 저혈압과 같은 합병증이 유발될 수 있기 때문에 서서히 감압하는 것이 안전하다. 상부요로폐쇄를 진단하기 위해 가장 먼저 시행하게 되는 방사선검사는 복부단순촬영과 초음파촬영이다. 이러한 검사는 비침습적이고 조영제를 사용하지 않는다는 장점이 있다. 비만 같은 이유로 초음파촬영

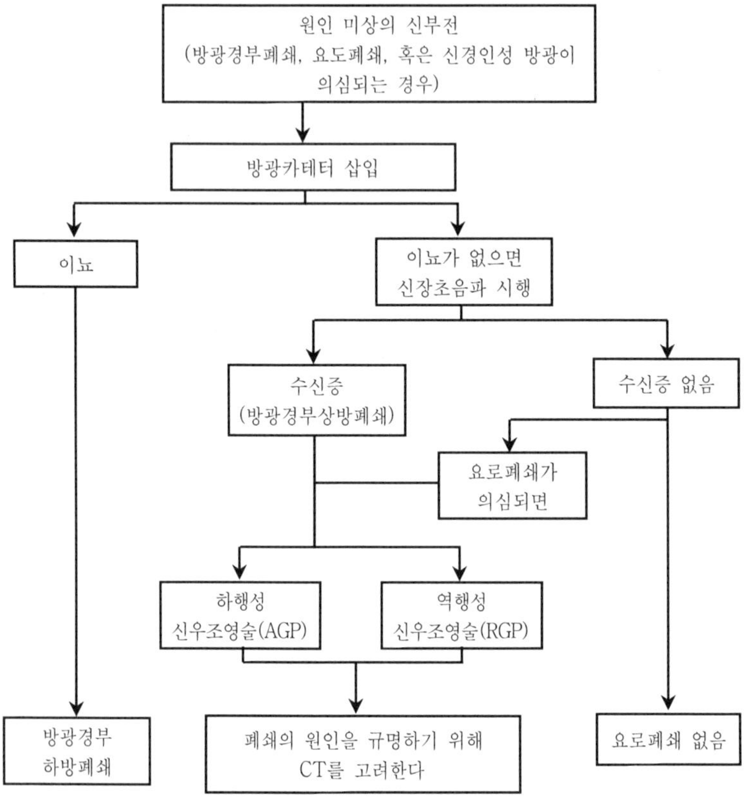

그림 15-1 원인 미상의 신부전에서 요로폐쇄의 진단적 접근 방법

상이 좋지 않거나 판독 결과가 애매할 때 혹은 폐쇄 원인을 알 수 없는 경우에 전산화단층촬영을 시행한다. 복부단순촬영, 초음파촬영, 필요시 전산화단층촬영까지 시행하면 요로폐쇄 환자 대부분(90%)의 진단에 충분하다. 경정맥신우조영은 초음파촬영이나 전산화단층촬영에서 녹각(staghorn)결석이 있거나 폐쇄 부위를 확인할 수 없는 경우에 필요하다. 역행성(retrograde) 혹은 하행성(antegrade) 신우조영은 이상의 방법으로도 수신증 혹은 그 원인이 발견되지 않는 경우와 신부전(Scr>3mg/dL)으로 조영제를 사용하기 어려운 경우에 임상적으로 강력히 의심되면 시행한다. 또한 이 방법은 요로폐쇄를 경감시키기 위한 치료 목적으로도 많이 사용된다.

이상과 같이 상부요로폐쇄를 진단하기 위해서는 수신증의 존재 유무에 전적으로 의존한다. 그러나 요로폐쇄가 있음에도 수신증이 관찰되지 않는 경우(false-negative)가 있다. 가령 요로가 아직 확장되기 전인 초기(1-3일) 요로폐쇄, 후복강에 종양 혹은 섬유화로 인한 요로계 압박(encasement), 경미한 요로폐쇄, 탈수 등이 주요 원인이다. 반대로 위양성(false-positive)인 경우(이뇨, 신낭종, extrapelvic cyst, normal congenital variant)도 있다.

하부요로폐쇄를 진단하기 위한 많은 검사가 있다. 방광요관역류를 알아보기 위한 배뇨중방광요도조영(voiding cystourethrogram; VCUG), 요도 및 방광 상태를 육안으로 관찰하는 방광경검사, 요도상태를 알아보기 위한 역행성요도조영, 배설성방광조영, 방광출구폐쇄를 알아보기 위한 요로역동검사(urodynamic test) 등이 있다.

7. 치 료

폐쇄성 요로병증을 진단한 후에는 수술이나 중재가 필요한지 여부를 결정해야 한다. 치료의 목표는 신기능을 회복 혹은 보존하고, 통증이나 기타 증상을 완화시키며, 감염을 예방 혹은 박멸하는 것이다. 치료의 필요성과 신속성은 임상 상황과 폐쇄의 정도에 따라 결정된다. 요로폐쇄를 즉각 교정해야 하는 상황은 요로폐쇄에 이차적인 감염으로 인한 패혈증이다. 이러한 상황에서 항생제 치료만으로는 종종 효과가 없기 때문이다. 통증, 반복적인 감염이나 출혈, 고혈압, 신기능의 지속적인 감소 등도 응급 상황은 아니지만 요로폐쇄를 교정해야 할 적응증이 된다. 반면에 편측성 부분 폐쇄는 대체로 치료가 불필요하다.

요로폐쇄를 교정한 후에 신기능이 회복될지 여부를 결정하는 요소는 폐쇄의 기간과 심한 정도이다. 폐쇄 기간이 1-2주 이내인 급성 요로폐쇄는 신기능이 정상으로 회복되는 것이 원칙이다. 폐쇄기간이 길수록 비가역적 신손상이 일어나서 12주가 넘는 완전 요로폐쇄는 신기능이 호전되기 어렵다. 또한 신기능이 회복될지 여부는 방사선 검사로 예측할 수도 있다. 가령 초음파촬영에서 신실질의 두께, 경정맥신우조영에서 신배(calyx)가 보이는지 여부, 방사선동위원소 신스캔에서 신피질 혈류 정도 등으로 예측할 수도 있다.

1) 급성 완전 요로폐쇄

급성신부전으로 내원한 폐쇄성 요로병증은 요로폐쇄를 교정해야 하는 상황이다. 하부 요로폐쇄인 경우에 요도카테터 삽입이나 치골상부 방광루술(suprapubic cystostomy)이 필요하다. 상부 요로폐쇄인 경우에는 경피성 신루설치술(percutaneous nephrostomy: PCN)이나 역행성 요관카테터(retrograde ureteral catheter)의 삽입이 필요하다.

2) 급성 부분 요로폐쇄

요관결석이 요관폐쇄의 가장 흔한 원인이다. 결석의 크기가 직경 5mm보다 작으면 90%에서 저절로 배출되므로 충분히 수분을 공급하면서 기다린다. 배출된 결석은 성분 분석을 해야 하므로 흘려 버리지 않도록 주의한다. 결석의 크기가 직경 5-7mm이면 약 절반에서만 자연 배출되고 7mm보다 크면 대체로 자연 배출되지 않는다. 자연 배출되지 않는 요관결석은 과거에는 수술로 제거하였으나 최근에는 가능한 수술을 하지 않고 제거하려는 경향이다. 가령 골반분계선(pelvic brim) 상부에 위치한 결석은 체외충격파쇄석술(extracorporeal shock wave lithotripsy: ESWL)이 효과적이고, 골반분계선 하부에 위치한 결석은 방광을 통한 바스켓 추출(basket extraction)이 효과적이다.

3) 만성 부분 요로폐쇄

이 경우 폐쇄를 당장 교정하지 않고 수주 내지 수개월을 기다려 볼수 있다. 그러나 반복적인 요로감염, 의미있는 요로폐쇄 증상, 지속적인 신손상의 증거 등이 있을 때에는 즉각적인 교정이 필요하다.

4) 하부 요로폐쇄

요도 및 방광경부폐색은 반복적 감염, 신손상, 심한 요폐(urinary retention), 반복적 출혈 혹은 기타 증상이 있으면 수술이 필요하다. 증상이 별로 없고 감염이 없으며 상부요로가 정상인 양성전립선비대에 의한 폐쇄는 환자와 의사가 수술이 필요하다고 느낄 때까지 일정 기간 추적 관찰해 볼 수 있다. 요도협착은 요도확장(dilation) 혹은 요도절개(urethrotomy)로 치료할 수 있다. 여성에서 요도 및 방광경부폐색의 빈도는 낮다.

요로폐색이 신경인성 방광(neurogenic bladder)의 결과이면 요역동검사(urodynamic study)가 필수적이다. 당뇨병 환자에서 관찰되는 신경인성 방광처럼 하부운동신경손상으로 인한 무력방광(atonic bladder)의 경우에는 규칙적으로 배뇨하도록 하고 베타네콜(bethanechol chloride)과 같은 콜린성 약제를 사용해 볼 수 있다. 잔뇨가 많고 반복적 감염이 있을 경우에 최선의 치료는 규칙적인 자가도뇨(self-catheterization)법이다. 배뇨량이 400mL를 초과하지 않도록 하루 4~5회 시행한다. 고장성 방광(hypertonic bladder)의 경우에는 항콜린성 약제와 자가도뇨법이 도움이 될 수 있다. 그러나 신경인성 방광에서 내재도관(indwelling catheter)을 장기간 사용하는 것은 감염이나 기타 합병증의 위험 때문에 가능한 피해야 한다.

8. 폐쇄 후 이뇨

폐쇄 후 이뇨(postobstructive diuresis)란 양측성 완전요로폐쇄를 교정한 후에 종종 발생하는 심한 나트륨뇨와 이뇨를 말한다. 대부분 저절로 좋아지나 탈수, 저나트륨혈증, 고나트륨혈증, 저칼륨혈증, 저마그네슘혈증 등이 발생할 수 있다.

폐쇄 후 이뇨의 발생 기전은 과잉 체액, 축적된 요소(삼투성 이뇨), 축적된 나트륨이뇨 인자(natriuretic factor) 등이 이뇨를 초래한다. 이러한 이뇨는 생리적(physiologic)이고 적절(appropriate)하며 수일 동안 지속한 후 저절로 멈추기 때문에 유지 용량보다 많은 수액 공급은 지속적 이뇨를 초래하는 원인이 된다. 그러나 일부(약 5%)에서는 이뇨가 부적절(inappropriate)하게 오래 지속되어 심한 탈수를 초래한다. 이러한 부적절한 이뇨의 기전은 아마도 수분 및 나트륨 재흡수에 대한 세뇨관 결함 때문일 것으로 생각한다.

수액 공급은 과도한 수분 제한은 피하면서 반생리식염수(half-isotonic saline)를 50-75mL/h 정도 주면서 체액 감소 징후를 면밀히 관찰하는 것이 바람직하다. 소변 배설량을 보충하더라도 배설량의 2/3 이하만 보충하는 것이 과도한 체액 증가와 같은 합병증을 피할 수 있다.

9. 예 후

요로폐쇄를 교정한 후에 신기능의 회복 정도는 폐쇄의 기간과 심한 정도에 따라 결정된다. 그밖에 회복 정도에 관여하는 요인으로는 감염, 결석, 기존의 신질환, 폐쇄의 원인 등이 있다. 가령 감염을 동반한 완전 요로폐쇄의 경우에는 수일 내에 신장이 완전히 파괴된다. 실험 동물인 개의 경우에는 1주와 2주 동안 완전 요로폐쇄 후에 폐쇄를 교정하면 사구체 여과율이 정상의 각각 60%와 30%까지 회복한다. 그러나 8주 동안 완전 요로폐쇄 후에 폐쇄를 교정하면 신기능이 회복되지 않는다. 한편 만성 수신증에서는 신피질의 두께를 측정함으로서 잔여 신기능을 예측할 수도 있다. 이상과 같은 신기능 회복의 여러 예후인자들을 참고하여 신기능이 회복될 약간의 가능성이라도 있으면 요로폐쇄를 교정하기 위한 모든 노력을 기울여야 한다.

색 인

〔ㄴ〕

〔ㄷ〕

〔ㄹ〕

〔ㅁ〕

〔ㅂ〕

〔ㅅ〕

〔ㅇ〕

〔A〕

〔D〕

〔E〕

[F]

[G]

[H]

〔P〕

〔R〕

〔U〕

〔V〕

〔W〕

〔X〕

조 종 태
서울대 의대 졸업(1984)
서울대 대학원 석사·박사 과정 수료(1995, 의학박사)
미국 앨라바마 대학(University of Alabama at Birmingham) 방문교수(2001-2002)
단국대학교 의과대학 교수(1997-현재)
단국대학교병원 내과 과장(2005-현재)
단국대학교병원 신장내과 분과장(2003-현재)
단국대학교병원 혈액투석실 실장(2003-현재)

핵심 신장학

저 자 조 종 태
발 행 단국대학교출판부
등 록 1968.2.27 :No.제03-00095호

경기도 용인시 수지구 죽전동 산44-1
(전화 031-8005-2405, 전화 031-8005-2406)

2007년 8월 25일 인쇄
2007년 8월 30일 발행
[값 18,000원]

편집·성두현 / 표지디자인·이어진

인 쇄 네오프린텍

Published by the Dankook University Press

Printed in Seoul, Korea

ISBN 978-89-7092-378-9 93510

이 연구(저술)는 2004학년도 단국대학교 대학연구비의 지원으로 이루어졌습니다.